健康づくりの

新❤運動生理学

上田伸男／矢野博己　共編

アイ・ケイ コーポレーション

はしがき

　生命現象をその機能の解明という視点から探求する学問が「生理学」であり，この親学問の下に鎮座するのが「運動生理学」である。1889年，フェルナンド・ラグランジュ著の『Physiology of Bodily Exercise（身体運動生理学）』にその起源をみることができる。純粋に運動によって変化する生命現象の機能解明のみを目指して運動生理学が発展してきたかといえば，必ずしもそうではない。1960年代，北欧では少ない労働人口でいかに仕事効率をあげられるかを目的として取り組まれた学問が運動生理学であるとされ，いわゆる実学としての必要性が重要視された。

　一方，わが国の歴史を紐解けば，運動生理学の芽生えは，1916（大正5）年，吉田信章の著書『運動生理学』であり，「体力」，「健康」がその目的に謳われており，西欧に先行する「健康」との結びつきを感じる学問の芽生えである。その後，運動生理学は，生理学を親学問とする領域であるとする純粋な学問領域と同時に，「健康づくり」に深く寄与する「体力医学」の中枢を占める重要な領域として確立されていく。そして Exercise is Medicine.（運動は医療である）とまで運動の価値を高めるに至ったのである。

　現代では学問の細分化が加速し，次々と新しい研究領域が開拓され，技術イノベーションとともに新時代を迎えつつある。

　新しい運動生理学とは，こうした時代背景を基軸に，個からヒト社会（研究室からフィールド，疫学研究からビッグデータ解析），一方で平均値から，分散，個体差（テーラーメイド処方），さらには，環境変化（異常気象や災害対策）をも意識した学問領域へと日進月歩の進化（深化）・拡大を遂げつつあるものと認識して，本書をあえて「**新・運動生理学**」とした。

　教育としての運動生理学の役割には，健康づくりのスペシャリストである健康運動指導士，管理栄養士の人材の育成がある。看護師が患者を救うことを使命とするならば，科学者は科学を追及し，新発見と新仮説を提言し続ける使命がある。同時に，健康に携わる人々への健康づくり指導も，運動生理学者の使命である。

　そして，運動生理学という学問が産み出した「健康づくり」を実践指導するのが，やはり健康運動指導士，あるいは管理栄養士であり，もろもろの資格を有する健康産業に携わる人たちの使命である。それを成し遂げてもらうために，最新，かつ最良の知見を提供していくことが運動生理学の専門家たちが果たす役割といえよう。

本書は，自らのパフォーマンス向上に活かしたいと思っているアスリートたち，それらによって日常生活を元通りに回復させたいと思っている障がいや疾病で悩む人たち，はたまた，育ち盛りの子どもたちや，高齢者など，あらゆる人たちの期待や思いを十分理解したうえで執筆者一同，力を注いだ一書である。

　人はなぜ運動するのか，運動しなければならないのか。運動の本質を見つめ続ける運動生理学者，そして，それを一人ひとりの健康づくりに生かしていこうとする実践者，この両者の融合によって，運動の本質，健康づくりの本質にせまることができるだろう。

　今回，こうした思いを踏まえて，運動とからだ，運動と栄養，運動の実践の3部構成で基礎から応用，さらには実践を意識した内容を織り込むこととした。

　各章には，従来の運動生理学領域には含まれなかった新しい知見（まさに新・運動生理学）を大胆に盛り込むとともに，その領域の重要性にも触れてもらいたいとの思いで，執筆の先生方には，大変ご無理をお願いしたにも関わらず，終始お力をいただき感謝申し上げる。

　編者自身，浅学の身であり，叱責いただく覚悟での一石と姿勢を正しており，読者の方々から，今後とも多くのご批判・ご助言を賜りつつ本書を一層充実させることができれば幸甚である。

　最後に，出版にあたりご尽力いただいた，(株)アイ・ケーコーポレーションの編集に携わった方々に深謝する。

2021年3月

編者　矢野博已

執筆者紹介

編著者略歴

上田　伸男（うえだ　のぶお）
　　　　　　前金沢学院大学人間健康学部教授
　　　　　　東京家政大学大学院人間生活学総合研究科　非常勤講師
　　　　　　徳島大学大学院栄養学研究科修了　（保健学博士，管理栄養士）
　　　　　　主要著書
　　　　　　　「動く，食べる，休む Science−健康づくりの生理学−」（共著・編著者）アイ・ケイコーポ
　　　　　　　レーション（2014）
　　　　　　　「運動生理学」（共著・編著者）講談社サイエンティフイク（2010）
　　　　　　　「食事指導のＡＢＣ」（共著）日本医師会編，日本医事新報社（2008）

矢野　博已（やの　ひろみ）
　　　　　　川崎医療福祉大学大学院医療技術学研究科健康科学専攻主任教授（博士（医学））
　　　　　　東京学芸大学大学院教育学研究科修了
　　　　　　米国イリノイ大学アーバナ・シャンペーン校身体運動学科客員研究員
　　　　　　主要著書
　　　　　　　「運動生理学のニューエビデンス」（共著）真興交易医書（2010）
　　　　　　　「新運動生理学」（共著）真興交易医書（2001）
　　　　　　　「動く，食べる，休む Science−健康づくりの生理学−」（共著）アイ・ケイコーポレーショ
　　　　　　　ン（2014）

分担執筆者

相澤　勝治（あいざわ　かつじ）　専修大学スポーツ研究所教授
奥津　光晴（おくつ　みつはる）　名古屋市立大学大学院理学研究科／総合生命理学部准教授
小野寺　昇（おのでら　しょう）　川崎医療福祉大学医療技術学部教授・副学長
上岡　洋晴（かみおか　ひろはる）　東京農業大学地域環境科学部教授
杉森　裕樹（すぎもり　ひろき）　大東文化大学スポーツ健康科学部教授
髙橋　康輝（たかはし　こうき）　東京有明医療大学保健医療学部准教授
田島　誠（たじま　まこと）　川崎医療福祉大学医療技術学部准教授
丹野久美子（たんの　くみこ）　宮城学院女子大学生活科学部准教授
林　貢一郎（はやし　こういちろう）　國學院大學人間開発学部教授
吉岡　哲（よしおか　あきら）　関西福祉大学教育学部教授
依田　健志（よだ　たけし）　川崎医科大学医学部講師／川崎医療福祉大学医療技術学部准教授

執筆協力

櫻田惣太郎（さくらだ　そうたろう）　富山県高岡厚生センター氷見支所支所長
高安　令子（たかやす　れいこ）　大東文化大学スポーツ・健康科学部看護学科助教
平尾　磨樹（ひらお　まき）　東京都済生会中央病院血液内科医員

目　　次

2章　運動と栄養

SECTION 1 ｜ 運動とエネルギー代謝

SECTION 2 ｜ 運動時の栄養素

3章　運動の実践

SECTION 1 | 運動の種類と運動処方

SECTION 2 | 疾病の予防と治療のための運動

1章 運動とからだ

1 筋 肉

（1） 筋肉の分類

私たちが身体運動を行うためには，筋肉の収縮が必要不可欠である。筋肉といえば，多くの人は身体運動を生み出す腕や足の筋肉を想像するだろう。しかし，ヒトには骨格筋，平滑筋や心筋などの機能や構造が異なる複数の種類の筋肉が存在している（表1-1）。

表1-1　筋肉の種類，部位および特徴

種　類	部　位	特　徴
骨格筋	骨格（骨）に付着して，骨格を動かす筋肉	異なる機能をもつ筋線維が混在し，身体活動を生み出す
平滑筋	胃，小腸や大腸などの消化管や動脈などを構成する筋肉	随意に収縮できない。長時間継続的に収縮できる
心　筋	心臓を構成する筋肉	持久性能力や抗ストレス機能に優れている

① **骨格筋**　からだの約40％を占める体内最大の器官である。骨格（骨）に付着して骨格を動かすことで身体運動を生み出す筋肉である。また，身体運動のほか，姿勢維持，代謝調節，体温調節および外部からの物理的な刺激からの防御などの役割がある。さらに，マイオカインとよばれる種々の生理活性物質を分泌し，骨格筋以外の臓器の機能や形態を調節することにも関与している。そのため骨格筋の減少は，身体運動能力の低下のほか，代謝異常，廃用性症候群および生体内の臓器の機能低下を発症する原因となることから，骨格筋量の維持は，生活の質を維持するためにも重要である。骨格筋量は定期的な運動，適切な栄養摂取と休息により維持され，そして増加させることもできる。健康の三要素は「運動・栄養・休養」であるが，骨格筋量の維持も大切である。

② **平滑筋**　胃，小腸や大腸などの消化管や動脈などを構成する筋肉である。骨格筋は筋線維を形成する筋節（サルコメア：sarcomere）とよばれる Z 線（Z 膜）で囲まれた区画が規則的に整列しているが，平滑筋はサルコメアが存在するものの，規則正しく整列していない。また機能的な特徴は，自らの意思に応じて動かすことができない。そのため骨格筋が随意筋とよばれるのに対し，平滑筋は不随意筋とよばれる。

消化管では摂取した食物の運搬，動脈では血液の循環を効率よく行えるよう制御している。なお，動脈においては，定期的な運動を行うことで機能や形態が改善するが，消化管の平滑筋に関する改善はきわめて少なく，運動に対する適応についても未だ不明な

点が多い。

　③　心　筋　心臓を構成する筋肉である。心筋の機能的な特徴は，骨格筋や平滑筋に比べて持久性能力や抗ストレス機能に優れている。骨格筋は，激しい運動によって損傷や疲労をした場合，その部位を使用せず安静にして休養をとれば，回復する機会があるが，心臓は回復できにくい。そのため，心筋は筋肉よりも持久性やストレスからの防御機構に優れてた機能をもっている。

Column　疲労しても休息する機会を与えられない心筋

　心臓はどれくらい休息することなく収縮と拡張を繰り返しているのだろうか。

　安静時心拍数が70拍の人が80年生きたと仮定する。人の総心拍数は，70拍×60分×24時間×365日×80年　となり，その合計は29億回以上となる。この回数は，80年間安静に過ごした場合の合計である。

　新生児や運動時の心拍数は70拍よりも多いことを考慮すると，人生の総心拍数はこれを遥かに超える数となる。その間，心臓は止まることなく動き続けることができるのだから心筋の機能には驚かされる。

（2）　骨格筋の線維の種類と運動による適応

　骨格筋は外見上一つの塊のようにみえるが，実際は太さ約1μmの筋原線維が束になって構成されている。筋原線維は，アクチン（actin）とミオシン（myosin）のフィラメントから構成されており，このフィラメントをZ膜が仕切るような形でサルコメアを形成する。また，骨格筋の収縮は，ミオシンフィラメントがアクチンフィラメントを引き込むような形で滑走させ，サルコメアの長さを短くすることで筋原線維が短くなり，結果的に筋収縮が行われる（図1-1）。

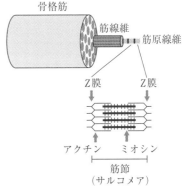

図1-1　骨格筋の構造

　筋原線維が束になったものが筋線維である。筋線維（筋細胞）は，速筋線維と遅筋線維に大別できる。速筋線維は収縮速度や発揮する力が優れているが持久性に乏しく，遅筋線維は持久性に優れているが収縮速度や発揮する力は乏しい（表1-2）。また，抗酸化機能や抗炎症機能は，速筋線維よりも遅筋線維の方が高い。がんや糖尿病などの疾患や加齢による筋量の減少は酸化ストレスの増加や炎症の増悪が要因であるため，加齢や疾患による筋萎縮は抗酸化機能や抗炎症機能の低い速筋線維で選択的に観察される。したがって，遅筋線維の増加や速筋線維の抗酸化機能を改善することで加齢や疾患による筋量の減少を抑制できるとされている。

　筋線維は発現するミオシン重鎖（MHC：myosin heavy chain）の種類からMHCI, MHCIIa, MHCIId/x と MHCIIb

表1-2　骨格筋線維の特徴

速筋線維	特　徴	遅筋線維
白っぽい	色	赤っぽい
大きい	筋出力	小さい
速い	収縮速度	遅い
低い	持久性	高い
少ない	ミトコンドリア	多い
少ない	毛細血管	多い
低い	抗酸化機能	高い

の4種類に細かく分類することができる。これを速筋線維と遅筋線維に分類すると，MHCIIb，MHCIId/x と MHCIIa は速筋線維，MHCI は遅筋線維に分けられる。

　運動習慣による筋線維の変換，筋線維の種類の変化は，実施する運動の種類により異なる。短距離走のような筋肉を素早く収縮する運動や筋力トレーニングのような重い負荷を加える運動を行うと速筋線維が増加し，長距離走のような長時間運動を行うと遅筋線維が増加する。持久的な運動トレーニングによる遅筋線維の増加は，MHCIIb やMHCIIb/x の線維が減少し，MHCIIa 線維が増加することが主な原因である。つまり運動による MHCI 線維の増加はまれである。したがって，持久的運動トレーニングによる遅筋化は，厳密には遅筋機能をもつ線維(MHCIIa)の増加という表現が正しいと考えられる(図1-2)。運動による筋線維の種類の置換は，すでに分化した筋線維が違う種類の線維に置換するのではなく，運動の種類に応じて必要な種類の筋線維が新たに供給されることで起こると考えられている。競技スポーツの選手は，必要な筋線維の増加により，競技成績の向上が期待できることから，筋線維の種類を効率的に置換する運動プログラムの開発は重要な課題である。

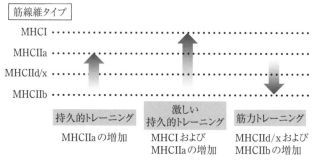

図1-2　運動による筋線維の種類の変動

（3）　毛細血管の役割と運動による適応

　①　骨格筋の活動　骨格筋の活動を維持するためには，筋線維に必要な栄養素などの供給と不要物質の排除が必要である。この役割を果たしているのが毛細血管である。骨格筋の毛細血管は筋線維に隣接して走行することで栄養素の供給と不要物質の排除を効率よく行っている。隣接する毛細血管の数は，筋線維の種類によって異なり，遅筋線維に隣接する毛細血管の数は，速筋線維に隣接する毛細血管よりも多い。遅筋線維は収縮を継続的に行うことから，栄養素の供給や不要物質の排除をより効率よく行う必要があるために毛細血管が多く隣接すると考えられる。毛細血管の走行は大半が筋線維とほぼ平行に走行するが，いくつかの毛細血管は筋線維と垂直な方向に進む筋線維を包むように走行する。毛細血管が筋線維にできるだけ均等に接するような形態をしている(図1-3)。これまでは，筋線維と並行に走行する筋面積当たりの毛細血管数や1本の筋線維に隣接する毛細血管数などの「毛細血管密度」から骨格筋の毛細血管の構造を評価されてきたが，骨格筋における毛細血管の役割から考えると，筋線維と垂直な方向に走行する毛細血管も含めた「毛細血管網」としての評価が適切である。

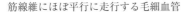
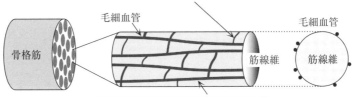

図1-3　筋線維に隣接する毛細血管の走行の特徴

②　**骨格筋の毛細血管数**　血管新生因子により制御されており，血管新生因子は毛細血管を構成する血管内皮細胞や骨格筋などから分泌され，血管内皮細胞を必要な部位へ誘導し血管新生を引き起こす。骨格筋の毛細血管を誘導する血管新生因子は血管内皮細胞増殖因子（VEGF：vascular endothelial growth factor）などの複数の因子が同定されており，いくつかの複数の血管新生因子が統合的にはたらくことで血管新生が誘導されると考えられている。毛細血管の減少は筋の量や機能を悪化する一因である。

③　**定期的な運動と毛細血管の数の増加**　筋力トレーニングでもみられるが，持久的な運動トレーニングの方が顕著である。運動による毛細血管の増加は，筋収縮刺激によって，骨格筋や毛細血管から分泌される血管新生因子の促進が要因と考えられている。また，血管新生因子の分泌は速筋線維に比べて遅筋線維の方が多いが，持久的な運動はMHCIIa 線維を増加させることから，血管新生因子の増加には筋線維の種類の変動も関与する。しかし，持久的な運動トレーニングによる血管新生は，筋線維の種類が変化する前でも観察できることや速筋が増える筋力トレーニングでも観察できるため，運動による筋収縮刺激による血管新生因子の促進が毛細血管の増加要因といえる。

④　**血管新生因子**　これまで筋収縮刺激による骨格筋の VEGF 分泌の促進が要因であると考えられてきた。しかし，骨格筋の VEGF の産生機能を消失したマウス（筋特異的 VEGF 欠損マウス）に運動トレーニングを実施させたところ，毛細血管数が増加したと報告されている。また，運動実施によって，骨格筋では少なくとも41種類の血管新生因子が増加することが報告された。これらの結果は，骨格筋の血管新生に VEGF は重要ではあるが，運動による血管新生には VEGF 以外の血管新生因子も関与することを示している。

（4）　ミトコンドリアと運動による適応

①　**筋線維のミトコンドリア**　筋肉の収縮に必要なエネルギーを産生する重要な細胞内器官である。筋細胞のミトコンドリアの量，および機能や構造は筋線維の種類により異なる。ミトコンドリアの量は，速筋線維よりも遅筋線維の方が多く，機能も遅筋線維の方が速筋線維よりも高い。ミトコンドリアの量を調節する因子はいくつか報告されているが，その代表的な因子は転写共役因子である peroxisome proliferators-activated receptor-γ co-activator-1α（PGC-1α）である。PGC-1α はミトコンドリアの合成を促進し，その発現はミトコンドリアが多い遅筋線維の方が速筋線維よりも高い。また

PGC-1αの発現を増強したマウス（PGC-1αトランスジェニックマウス）では，ミトコンドリアが顕著に増加することから，ミトコンドリアの合成にはPGC-1αが重要であることがわかる。またミトコンドリアの構造は，速筋線維では小さく単体の形態であるのに対し，遅筋線維では大きく連結した形態をしている。このミトコンドリアの連結は，ミトコンドリア融合たんぱく質＊と分裂たんぱく質＊＊により調節されている。

＊ミトコンドリア融合たんぱく質としては Optic atrophy 1（Opa 1）と Mitofusin（Mfn）が知られており，トレーニングによって骨格筋では増加がみられる。

＊＊ミトコンドリア分裂たんぱく質には，Dynamin related protein 1（Drp 1）と Fission protein 1（Fis 1）とが存在する。身体不活動で増加することが報告されている。

ミトコンドリアは，加齢，慢性的な疾患，廃用性症候群による不活動や高脂肪食摂取などの不適切な栄養摂取などにより悪化する。正常なミトコンドリアの構造的な特徴は，内部にクリステとよばれる内膜の折りたたみ構造が観察できるのに対し，悪化したミトコンドリアの内部には，このような構造はみられず空包化している（図1-4）。

ミトコンドリアは，悪化するとエネルギーの産生が十分にできなくなり，筋線維の恒常性を破綻し骨格筋の量や機能が低下する。よって，定期的な運動や適切な栄養摂取が必要である。

ミトコンドリアの量と機能の向上を保つには毛細血管の増加と同様，持久的な運動トレーニングが筋力トレーニングよりも効率よく行われる。運動によるミトコンドリアの増加はPGC-1αの増加が要因と考えら

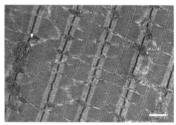

正常なミトコンドリア

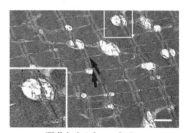

悪化したミトコンドリア

図1-4　ミトコンドリアの電子顕微鏡
出典：Glng T, *et al.*（2010）

れている。また，骨格筋のPGC-1αは持久的な運動トレーニングを行うと増加する。PGC-1αの発現を筋特異的に消失させたマウス（PGC-1αノックアウトマウス）に持久的な運動トレーニングを実施した。すると運動トレーニングを行ってもPGC-1αを増加できず，運動によるミトコンドリアの増加は顕著に抑制された。これらの報告は，ミトコンドリアの増加にはPGC-1αがきわめて重要であることがわかる。近年，PGC-1αには4種類のアイソフォーム＊があり，ミトコンドリアの増加にはPGC-1α1が重要であることが明らかになっている。

＊PGC-1α のアイソフォームとして，PGC-1α1, PGC-1α2, PGC-1α3, PGC-1α4が知られている。筋力トレーニングや持久的運動に応答して PGC-1α1の発現が高まるとされる。

今後，PGC-1α1の発現を指標とした運動プログラムやサプリメント開発などで，健康増進を効果的に推進できる研究開発が期待できる。

（5） 筋サテライト細胞と間葉系細胞

　① **筋線維周囲の筋サテライト細胞（衛星細胞）**　サテライト細胞（未分化な細胞）は骨格筋の幹細胞であり，骨格筋の発達や損傷した筋の修復などに貢献する。サテライト細胞は活性化すると増殖し筋線維に分化する。一方，一部のサテライト細胞は自己複製し，サテライト細胞として再び筋線維に隣接して新たな筋線維の構築が必要な場面に備えている。これまでサテライト細胞から筋線維への分化は，骨格筋の環境に応じて分化する筋線維の種類が決定すると考えらえてきた。しかし，遅筋線維に隣接するサテライト細胞は遅筋線維に分化し，速筋線維に隣接するサテライト細胞は速筋線維に分化するとされている。筋力トレーニングは主に速筋線維，持久的トレーニングは，遅筋線維を優位に使用するため，これらの運動により損傷した各線維に隣接するサテライト細胞が選択的に活性化されて筋線維に分化すると考えれば，筋力トレーニングは速筋線維，持久的トレーニングは遅筋線維を増加する原理が理解できる。

　② **加齢や疾患による筋線維の恒常性**　筋肉内に脂肪細胞の蓄積（脂肪化）や線維芽細胞の蓄積（線維化）が起こる。この脂肪細胞や線維芽細胞は，間葉系細胞が分化したものである（表1-3）。筋サテライト細胞は筋線維にのみ分化し，骨格筋の間葉系細胞は筋線維には分化しない。骨格筋内に筋細胞以外の組織が形成されると骨格筋の機能が悪化するが，運動は骨格筋の脂肪化や線維化を抑制する。

表1-3　筋サテライト細胞と間葉系細胞の分布と特徴

骨格筋	分布部位	特　徴
筋サテライト細胞	筋線維の基底膜と形質膜の間	筋線維に分化する 脂肪細胞や線維芽細胞には分化しない
間葉系細胞	筋線維と筋線維の間	脂肪細胞や線維芽細胞に分化する 筋線維には分化しない

2　骨

（1） 身体運動に対する骨の役割

　① **骨の役割**　骨は姿勢を保持したり，臓器を支えたり，からだ全体を保ち，身体運動を行う役割がある。骨は靭帯などを介して他の骨と接続し関節を構成する。身体運動はこの関節を支点として動かすことで行われるが，骨自身が関節を独自に動かすことはできない。この関節を動かすのは骨格筋である。骨格筋は大半が骨に結合し関節を架橋して形成されている。骨格筋が脳からの命令により収縮や伸張することで関節は動き，その結果，身体運動が行われている。また骨は，外部からの衝撃から生命に関わる重要な臓器を保護する役割がある。例えば，脳，心臓，肺は，私たちの生命維持に重要な臓器であるが，脳は頭蓋骨，心臓や肺は肋骨や胸骨などで構成される胸郭でそれぞれ守られている。そのため，日常生活や運動時に他の人や物と衝突しても損傷せず生命を維持することができる。さらに骨は血液中を流れる様々な細胞を分化や増殖するはたらきがある。骨の内部には骨髄とよばれる部分があり，ここでは酸素の運搬に必要な赤血球や

免疫細胞である白血球が分化している。白血病とよばれる白血球が正常に産生できない疾患では骨髄移植という治療法が行われることがあるが，これは健康な人から骨髄を取り出して患者に移植し正常な白血球をつくれるようにする治療である。健康な骨の維持は，身体活動の実施の他，私たちの健康の維持増進の観点からも重要である。

　②　骨の形成　骨はリン酸カルシウムを多く含んだ硬い組織で形成されている。骨の構造は骨膜，骨質，および骨髄から構成されている。ヒトの骨の数は約206個あるが，尾骨やその他の部分の骨の数が異なる場合があるため206個よりも数個多い人もいる。骨は破骨細胞と骨芽細胞のバランスにより形成されており，一部分が悪化すると破骨細胞が集積し悪化した部分を取り除く。その後，取り除かれた箇所に骨芽細胞が集積し，コラーゲン線維などを分泌することで新たな骨を形成する。

　健康な骨の維持は，適切な栄養摂取の他，運動などの力学的刺激による，破骨細胞や骨芽細胞の機能の向上が有効な手段と考えられている。また，生理活性物質を血液中に分泌することで膵臓などの他の組織の恒常性を維持する機能をもつことも報告されている。骨の恒常性維持は，身体を構成する臓器の機能や形態を調節するうえでも重要であるため，今後，より効果的な運動プログラムの開発などが期待される。

▪3　神　経

（1）　骨格筋を収縮するための神経の役割

　身体運動は，関節を架橋する骨格筋が収縮し骨を動かすことで生み出される。この骨格筋の収縮を命令しているのが中枢神経である。骨格筋の収縮は，大脳などの中枢神経から運動神経線維を介して骨格筋に命令が伝達されることで行われる。運動神経の末端（運動神経終末）は骨格筋に結合している。この結合している部分のことを神経筋接合部とよぶ。神経筋接合部を構成する運動神経終末のシナプス小胞には，運動神経伝達物質であるアセチルコリン（acetylcholine：Ach）が蓄えられている。これが放出されると，筋線維側で運動神経終末と結合する終板にあるアセチルコリン受容体に結合する。アセチルコリンがこの受容体に結合することで終板電位を発生させる。この刺激により興奮収縮連関がはたらき筋肉の収縮を生み出している。加齢や廃用性症候群は，運動能力を低下させるが，この低下は筋肉の量や機能の悪化の他に神経機能の悪化にもつながる。

　①　興奮収縮連関　骨格筋は大脳からの命令を運動神経を介して神経終末に伝達し，その情報を筋肉に伝達することで収縮する。大脳からの命令は，神経終末に到達すると神経筋接合部のシナプス小胞からアセチルコリンを放出し，筋細胞膜から活動電位（興奮）を発生する。この活動電位は，筋線維に垂直に走行する横行小管（T管）の内部に進み，リアノジン受容体とよばれるカルシウムチャネル

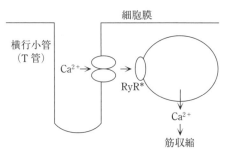

図1-5　筋細胞が収縮するときのカルシウムイオンの動き

*RyR：リアノジン受容体

を介して筋小胞体からカルシウムの放出を促進する（図1-5）。放出されたカルシウムは筋線維のアクチンフィラメントのトロポニンに結合し，この結合によりアクチンフィラメントは，ミオシンフィラメントに結合することができる。結合したミオシンフィラメントは，アクチンフィラメントを手繰り寄せるようにはたらくことで筋線維を収縮する。この細胞膜の電気変異から筋収縮までの一連の作用を興奮収縮連関（excitation-contraction coupling）とよぶ。このように筋肉が収縮するまでには，神経のはたらきが重要な役割を果たしている。

②　**随意運動と反射**　人が身体活動を実施する場合，大脳はその人が必要とする活動を実現するための命令を運動神経を介して筋肉に伝達する。これを随意運動とよぶ。一方，人の意思とは無関係に筋肉が収縮し活動を生み出す場合がある。これを反射とよぶ。

反射の代表的な例をあげ説明すると，熱い物に誤って手を触れた場合，私たちはその熱い物から素早く手を離すが，このときの熱い物から手を離す行動に必要な筋収縮は，私たちの意思とは無関係に行われる場合が多い。このときの熱い物から手を離すための筋活動は，皮膚などの感覚受容体から得られた「熱い」という情報を求心性神経*を介して伝導することで惹起される。随意運動は，この情報を大脳まで伝達し，脳から運動神経を介して筋肉を収縮させる。一方，反射の場合はこの情報を大脳まで伝達せず，意思とは無関係に脊椎などの中枢神経内で運動神経に伝達することで素早く筋肉を収縮することができる。反射は反射を引き起こす中枢の場所により脊髄反射と延髄反射に分類することができる。自身の意思とは異なる筋収縮活動は，生体が危険な状況にさらされても素早く反応して身を守るための重要な反応である。定期的な運動は身体の様々な適応を引き起こすが，運動による反射動作の適応を分子レベルから詳細に検討した報告はきわめて少ない。

*全身からの情報を能などの中枢に伝える神経を求心性神経とよぶ。反対に中枢からの指令を筋肉などの末梢の器官に伝える神経のことを遠心性神経とよぶ。

今後，これを詳細に検討することで，定期的な運動が健康を維持する新たなメカニズムを提唱できる可能性がある。

確 認 問 題

1　レジスタンストレーニングに伴う筋機能向上の仕組みに関する記述である。正しい組み合わせを選べ。
　a.　トレーニングによって筋が肥大するのは，個々の筋線維が肥大するためで，筋線維の増殖は起きない。
　b.　トレーニングによって肥大するのは，概ね遅筋繊維である。
　c.　著しい筋損傷を伴わないようなレジスタンストレーニングの場合でも，筋線維の肥大は生じる。
　d.　トレーニングを休止し，筋量や筋力が低下した場合でも，トレーニングの再開後には急速に回復する。
　　　1.　a. b.　　　　2. b. c.　　　　3. c. d.　　　　4. a. d.

正解　3

　a.　×　筋線維の増殖も生じる。
　b.　×　速筋線維が正しい。
　c.　○　筋線維の肥大に筋損傷は必修ではない。
　d.　○　トレーニングを行うと筋量や筋力は向上する。

2　筋原線維の構造に関する記述である。誤っているものを選べ。
　(1)　1つのZ線から隣のZ線までを筋節サルコメアという。
　(2)　筋原線維は2種類のフィラメントで構成されている。
　(3)　太いフィラメントはミオシン分子で形成されている。
　(4)　筋線維が束になって筋原線維が構成されている。

正解　(4)

　(1)　○　サルコメアはZ線とZ線で仕切られている。
　(2)　○　アクチンフィラメントとミオシンフィラメントで構成されている。
　(3)　○　ミオシンはアクチンよりも太い。
　(4)　×　筋原線維が束になったものが筋線維（筋細胞）である。

SECTION 2 | 運動と血液

1　血　液

（1）　運動における血液の役割

　血液は血管網を介して身体の隅々に循環している。血液の主なはたらきには，以下のものがあげられる。

　①　**物質運搬**　全身の組織に酸素，栄養素ならびにホルモンを運搬し，組織で生じた二酸化炭素や老廃物を組織から受け取る。

　②　**生体防御機能**　生体内に入ってきた異物や細菌などを取り除き，生体防御をつかさどる。

　③　**内部環境の恒常性の維持**　体液の浸透圧や血液の緩衝系によってpHを調節する。体温を常に均一にする。

　④　**止血作用**　出血などの場合，血栓の形成や血液凝固を起こすことによって血液の損失を防ぐ。

　運動における血液の役割は多様であり，とくに運動時の酸素運搬は重要なはたらきである。また，運動による血液性状の変化は，パフォーマンスや貧血などのコンディションを把握する指標となる。

（2）　血液の成分

　血液は，赤血球，白血球，血小板の細胞成分と体液成分の血漿から成り立っている（図1-6）。ヒトでは心臓と血管の循環血液量は体重の約8%を占め，血液全体の約45%が細胞成分である。白血球は顆粒球（好中球，好酸球，好塩基球）と単核球（単球，リンパ球）に分類される。残りの55%は血漿成分である。血漿の成分は約90%が水分である。

　その中には，たんぱく質，糖質，脂質や老廃物などの有機物質，ナトリウムイオン（Na^+）や塩素イオン（Cl^-）などの電解質が溶解している。溶解しているたんぱく質には，免疫グロブリン，各種凝固因子（フィブリノーゲン），サイトカインなどがある。血清は血漿から凝固成分（フィブリノーゲン）を取り除いたものであり，血漿は凝固するが，血清はしない。

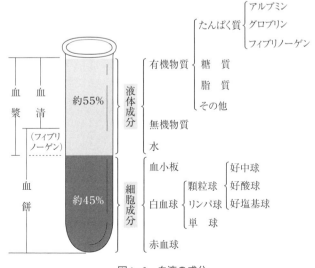

図1-6　血液の成分

（3） 赤血球

　赤血球は，血液の有形成分の大部分を占める無核の細胞である。骨髄から産生された赤血球は循環血液中へと流出し，寿命は120日ほどといわれている。赤血球の細胞膜は弾力性に富んでおり，水などの分子はよく通すが，陽イオンや大きな分子は通さない。細胞質は多量のヘモグロビン（Hb：hemoglobin）を含有しており，赤色を呈する。ヘモグロビンは鉄（ヘム）とポリフィン，グロビン（たんぱく質）から合成されており，色素たんぱくで鉄を含んでいる。

　赤血球数やヘモグロビン濃度は，最大酸素摂取量（$\dot{V}O_{2max}$）などの身体パフォーマンスと関連している。若年男性を対象に8週間の持久性トレーニングを行った検討では赤血球数が増大する（図1-7）。また，低酸素環境下での高地トレーニングにおいても赤血球数は増大する。この機序としては，腎臓から産生されるエリスロポエチン（EPO：erythropoietin）が増大し，赤血球の産生を促進し，結果として酸素供給能力が増大する。

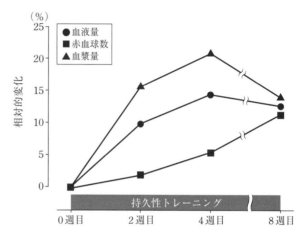

図1-7　持久性トレーニングによる血液量，赤血球数，血漿量の変化

出典：Montero D, *et al.* (2019)

（4） 貧　血

　貧血は末梢血液の単位容積中の赤血球数，ヘモグロビン量，ヘマトクリット値（全血液量に占める赤血球の割合）が基準値以下に減少している状態である。すなわち，赤血球，およびヘモグロビンの減少は，体内の酸素運搬能力が低下している状態であり，皮膚の色が白くなり，疲れやすくなる症状などがみられる。貧血に伴う酸素運搬能力の低下は，有酸素的作業能力の低下に関与する。激しいスポーツ活動が誘因で起こる貧血を運動性貧血と総称する。この発症要因としては，スポーツ活動時に発汗量が増加し，大量の鉄が汗中に喪失されることが主な原因である。そのほか，足底部への激しい衝撃により，赤血球が破壊される溶血性の要因があげられる。また，運動トレーニングによる血漿量の増大によって血液希釈となり，単位容積当たりの赤血球やヘモグロビンが希釈される（見せかけの貧血）ため，病的な貧血との解釈には注意が必要である。

（5） 白血球

　白血球は有核の細胞で，組織においては免疫的生体防御系の役割を果たしている。血液中の白血球の総数は，からだ全体の白血球のわずか10％が循環血液中に出現しているにすぎない。白血球は血管壁を自由に通過でき，血管外へ移行後，アメーバ様運動を

し，協同して腫瘍，感染（ウイルス，細菌，寄生虫）に対する強力な防御を行う。

　白血球は高強度運動では増加するが，主に好中球の増加によるものである。この機序としては，運動による血流量の増加によって骨髄中の貯蔵プールから血中への移行や，組織の損傷に伴う急性炎症反応，あるいは内分泌系因子の関与などが考えられる。

（6）　血小板

　血小板は無核の直径 $2 \sim 3 \mu m$ の円板状の小体で，寿命は約10日である。血小板の機能は，止血（血液凝固）作用である。血管壁に損傷を受けると，コラーゲンが露出する部位に血小板の粘性増加・凝集が起こり，血小板血栓をつくり出血を防ぐ。一方，生体内には，不要になった血栓を溶解する線維素溶解系があり，これら作用機構がはたらくことで血管内の血液の流動性が維持されている。高強度運動は血中の血小板数，および血小板凝集塊の応答性が増大する一方，長期間の運動では血小板数の低下を示す報告もあり，運動の条件や活性化因子の応答性が影響していると考えられる。

２　血漿成分

（1）　運動と血漿

　血漿の機能は細胞が必要とする物質や細胞が不要になった老廃物の運搬，体液の浸透圧や体液の緩衝作用，血漿たんぱく質として細胞のアミノ酸供給源や膠質浸透圧の維持などがあげられる。

　血漿量は運動や環境など様々な因子の影響を受け，身体パフォーマンスと関連する。血漿量や血液量と $\dot{V}O_{2max}$ は高い相関関係がある。血漿量および血液量は持久性トレーニングにより増大する（図1-7）。血漿量の増大は，心拍出量の増加および血液粘性の低下による。その結果，血液循環がスムーズとなり，活動筋への酸素運搬が改善される。血漿量が増大する他の要因としては，血管内の血漿アルブミン量の増加によって膠質浸透圧が上昇し，間質から毛細血管内へ水分が移動することがあげられる。また，脱水を伴う急性運動の場合，運動負荷後の赤血球数の増加は，循環血液の水分喪失による血液濃縮の影響が考えられる。運動による血液性状の変化は，血液の単位容積当たりの値を示していることから，脱水を伴う血液性状の解釈には，血漿量の変動を考慮する必要がある。

（2）　運動と酵素

　生体内に存在する酵素は，種々の化学反応の触媒となる。この酵素の触媒作用はpH，温度，基質濃度などによる影響を受ける。この酵素は血液中にも存在しており，これを血漿または血清酵素とよぶ。細胞の異常や病変により，細胞の損傷や壊死あるいは細胞膜透過性の亢進などが起こると，細胞内に存在していた酵素が血中に逸脱し（血清逸脱酵素），血清酵素のレベルは正常域を超えて上昇する。また細胞の異常や病態により逆に減少する場合もある。運動時における酵素の検討は，直接に細胞内の酵素活性を評価す

ることが容易でないため，ヒトの場合には血清逸脱酵素を用いて評価されている。

運動に対しては，多くの酵素が応答する。例えば，酸化還元酵素の一つである乳酸脱水素酵素（LDH），骨格筋に存在する転移酵素のクレアチンキナーゼ（CK）などがあげられる。LDHやCKはマラソン後に増大し，数日間は前値に回復しない（図1-8）。強い筋収縮を伴うエキセントリック運動ではLDHやCKは運動直後から数日間は顕著に増大する。また，鍛錬者は非鍛錬者と比べて血清CK値が高いことから，日々のトレーニング内容や個人差も影響すると考えられる。

スポーツ現場では，これらの変化を筋損傷や疲労の程度を評価するための一つの客観的指標として用いられている。

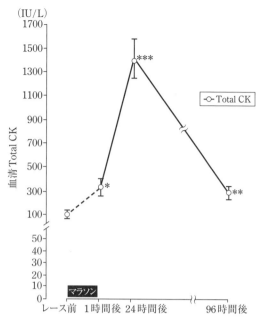

図1-8　マラソン前後の血清CK活性値の変化
出典：Ohman EM, *et al.*（1982）
vs レース前：$^*p < 0.05$, $^{**}p < 0.01$, $^{***}p < 0.001$

3　ホルモンとサイトカイン

（1）　運動時のホルモン応答

内分泌系（エンドクリン）は内部環境の恒常性の維持，エネルギー代謝，成長，性分化などその作用は多岐にわたり，重要な生体制御機構の一つである。ホルモンは血中を移動し，標的組織に存在する特異的な受容体と結合することにより作用を発揮する。近年では，局所的にホルモンが産生され，隣接細胞に作用するパラクリン（傍分泌）や分泌細胞自体に作用するオートクリン（自己分泌），イントラクリン（細胞内分泌）などの内分泌システムが存在し，ホルモンの作用機序は，複雑化していることが判明している（図1-9）。

内分泌系はストレス反応系としてはたらき，運動によってもホルモン環境は変化する。例えば，ストレスホルモンとして知られるコルチゾールは，脳下垂体前葉から分泌され

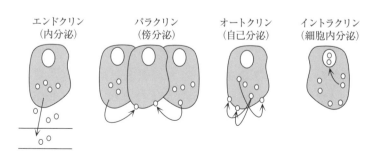

図1-9　ホルモン分泌の分類　　　出典：Labrie F（1991）

る，副腎皮質刺激ホルモン（ACTH）により，副腎皮質より分泌され，ストレス応答に関与する。表1-4では，運動に対する主なホルモン応答について示している。

運動に対するホルモン分泌応答は，急性運動や継続的な慢性運動（トレーニング），運動種目，運動強度，運動時間，加齢，性差など様々な因子の影響を受けることを考慮する必要がある。また，運動に対するホルモン分泌応答と標的組織における作用機序の両面からホルモンの役割について理解することは大切である。

表1-4　運動に対する主なホルモン応答

内分泌腺	ホルモン	主な生理作用	運動応答
下垂体前葉	成長ホルモン（GH）	成長促進，たんぱく同化作用	↑
	副腎皮質刺激ホルモン（ACTH）	副腎皮質ホルモン分泌刺激	↑
	甲状腺刺激ホルモン（TSH）	甲状腺ホルモン分泌刺激	↑
	性腺刺激ホルモン（ゴナドトロピン）	性腺刺激ホルモン分泌刺激	⇄?
	乳腺刺激ホルモン（プロラクチン）	乳汁分泌，ストレス応答性	↑
下垂体後葉	オキシトシン	射乳，分娩促進	↑?
	抗利尿ホルモン（バソプレッシン）	体液浸透圧調節，水分再吸収	↑
松果体	メラトニン	概日リズムの調節	?
副腎皮質	コルチゾール	異化作用（糖分解），ストレス応答性	↑
	アルドステロン	Na⁺再吸収	↑
副腎髄質	アドレナリン	心拍数増加，血糖上昇，脂肪分解の促進	↑
	ノルアドレナリン	血圧上昇，血管収縮	↑
甲状腺	サイロキシン（T4）	物質代謝の促進	↑?
	トリヨードサイロニン（T3）	物質代謝の促進	↑?
	カルシトニン	血中カルシウム濃度の調節	?
副甲状腺	パラトルモン	血中カルシウム濃度の調節	↑?
膵臓	インスリン	骨格筋，脂肪細胞の糖の取り込み促進	↓
	グルカゴン	血糖上昇，脂肪分解の促進	↑
肝臓	インスリン様成長因子（IGF-1）	筋，骨組織の成長	↑?
性腺（卵巣）	エストロゲン	女性二次性徴の発現	↑?，⇄?
	プロゲステロン	妊娠維持	↑?，⇄?
（精巣）	テストステロン	男性二次性徴の発現，たんぱく同化作用	↑（男性）

↑：増大，↓：減少，⇄：変化なし，?：不明

（2）　アドレナリンとノルアドレナリン

運動に対するアドレナリン，ノルアドレナリン分泌応答は，運動強度，および運動時間の影響を受ける。低強度の運動負荷時（20〜30% $\dot{V}O_{2max}$）には明らかな上昇はみられないが，中強度から高強度の運動負荷（50〜70% $\dot{V}O_{2max}$）を境に増加する。高強度の運動時には，細胞のグルコース需要に伴うグルコース放出作用，心拍数の増加や血管収縮による活動筋への血流再配分に作用する。一方，定常負荷運動の場合，運動時のエネルギー利用の割合として遊離脂肪酸の利用が大きくなり，アドレナリンを介した脂肪分解の亢進，肝臓におけるグリコーゲン分解などのはたらきによって，運動時のエネルギー基質の供給にはたらく。

（3）　グルカゴンとインスリン

　糖（主にグルコース）は運動時に利用されるエネルギー基質である。運動に伴う血中グルコース濃度の低下に反応して，グルカゴンやカテコールアミンの分泌が促進し，血中グルコース濃度を上昇させる。一方，食事摂取などにより血中グルコース濃度が上昇すると，膵臓のランゲルハンス島β細胞からインスリンの分泌が促進し，筋や脂肪組織へのグルコースの取り込みを促進させることで血中グルコース濃度が低下する。

　食事摂取などによる血中グルコース濃度の上昇は，インスリン分泌を起こす最も重要な生理的刺激である。インスリン刺激によるグルコースの取り込み亢進に関与するのは，骨格筋細胞や脂肪細胞に局在しているグルコーストランスポーター4型（GLUT4：Glucose Transporter Type 4）である。GLUT4は基礎状態では大部分が細胞内の膜にプールされているが，インスリン刺激によるPI3-キナーゼの活性化，Aktリン酸化を介してGLUT4が細胞膜上へ移行し，血液中のグルコースが細胞内へ取り込まれる（図1-10）。また，インスリン刺激がなくなると再び細胞内プールの元の状態に戻る。

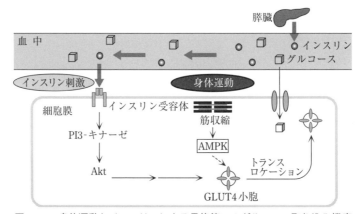

図1-10　身体運動とインスリンによる骨格筋へのグルコース取り込み機序

注〕AMPK：細胞エネルギーの恒常性維持に関与
　　PI3-キナーゼ：イノシトールリン脂質のリン酸化を行う酵素
　　Akt：セリン/スレオニンキナーゼ。代謝や細胞成長など様々な細胞機能の制御に関与

　筋収縮刺激は，インスリン刺激のほかにグルコース取り込みを促進させる刺激因子である。運動時におけるインスリン分泌は，血中グルコース濃度の上昇を伴わなければ低下するが，骨格筋細胞へのグルコースの取り込みは亢進する。インスリン非依存下でのグルコース取り込み機序としては細胞のエネルギー恒常性にはたらくAMPK（5'AMP-activated protein kinase）が筋収縮により活性化され，最終的にGLUT4による骨格筋へのグルコース取り込みが促進される。このような運動による骨格筋へのグルコース取り込みの亢進は運動終了後にも持続し，インスリン感受性の亢進がみられることから，糖尿病の予防や治療として運動が有益であると考えられている。

（4）　成長ホルモンとテストステロン

　トレーニングによる筋肥大に成長ホルモンやテストステロンなどのたんぱく同化ホルモンが関与している。成長ホルモンは下垂体前葉から分泌され，全身の組織の成長促進

に作用する。成長ホルモンは肝臓や骨格筋を含む様々な組織においてインスリン様成長因子-1（IGF-1：Insulin-like Growth Factor）の産生，および分泌も促進する。血中成長ホルモン分泌は高負荷のレジスタンス運動によって顕著に増大する。持久性運動では中強度の運動負荷（50% $\dot{V}O_{2max}$）で成長ホルモン分泌が増加し，強度依存的に応答する。テストステロンは，精子形成の促進，男性二次性徴の促進，除脂肪体重や筋力の増加など筋たんぱく合成に作用する。一方，加齢に伴う血中テストステロン分泌の低下は加齢性筋肉減弱症（サルコペニア）の発症に関与している。運動によって血中テストステロン分泌は増大する。しかし，レジスタンス運動に対する血中テストステロン分泌は，男性は増大するが，女性では変化を認めず，運動タイプや性差，加齢などの影響を受ける。

（5） 運動とサイトカイン

サイトカイン（cytokine）とは，各種細胞の増殖・分化・機能を調節する細胞間情報伝達物質の総称で，炎症反応，免疫応答，造血などに関与する生理活性物質である。サイトカインは，細胞からの自己分泌や傍分泌物質として考えられていたが，血中にも高濃度に存在し，全身の標的細胞に作用する。近年，骨格筋由来のサイトカインであるマイオカインは，筋自身だけでなく，血液を介して脂肪や骨など全身の様々な細胞に作用すると考えられている。炎症性サイトカインの一つであるインターロイキン6（IL-6：interleukin-6）は，高強度運動によって血中濃度が顕著に増大する。また，IL-6は運動により骨格筋での発現が高まることから，運動時の代謝応答に関与している。そのほか，腫瘍壊死因子-α（TNF-α：Tumor Necrosis Factor-α）やIL-1βの血中濃度は，マラソンのような激運動後に増大する。また，IL-6，IL-8など好中球を動員・活性化するサイトカインは，持久性運動後に増大する。運動時に分泌されるIL-6の応答機序は，筋収縮に伴うグリコーゲンの枯渇が刺激因子となり骨格筋細胞からIL-6の産生が促進されると考えられる。

Column 🐸 進化する血液　ドーピングとの戦い

トレーニングによる血中ヘモグロビン濃度の増大は，酸素運搬能力が上昇し，特に持久性パフォーマンスの向上に作用する。一方，競技スポーツ界では，アスリートが禁止薬物の服用や注入によってパフォーマンスの向上を図るドーピングが問題視されている。

血液ドーピングは，酸素運搬能力を高めることを目的として意図的にヘモグロビン濃度を高める方法である。選手の赤血球を冷凍保存しておき，試合の数日前に再び選手自身の赤血球を注入することで，持久性パフォーマンスを高めることができる。その他，人工的につくられたエリスロポエチン（EPO）を摂取することによって意図的に赤血球を高めるEPOドーピングがある。本来は，慢性腎性貧血などの治療を目的に用いられるものであるが，競技力向上のために不正にEPOを利用するアスリートが後を絶たない。EPOの利用は副作用もあり，使用方法を間違えれば死に至る場合もある。世界ドーピング防止機構では，スポーツの価値を損なう不正行為であるとして，ドーピング検査の強化や先端医療技術のドーピングへの乱用を防ぐ取組みを行っている。

確 認 問 題

1　運動と血液の役割についての記述である。正しい組み合わせを選べ。

  a.　運動中はヘモグロビンの酸素解離曲線が左方へ移動し，効率よく酸素が活動筋へ取り込まれる。

  b.　持久性トレーニングによる血漿量の増大は活動筋への酸素運搬能の改善に関与する。

  c.　ヘモグロビンの酸素結合能力は，一般的に女性のほうが男性に比べて高い。

  d.　高地トレーニングによって赤血球数が増大する機序として，腎臓から産生されるエリスロポエチンの増大が関与している。

      ア　a, b　　　イ　b, c　　　ウ　c, d　　　エ　b, d

正解　エ

  a.　×　酸素解離曲線が右方へ移動する。

  b.　○　最大酸素摂取量($\dot{V}_{O_{2max}}$)と血漿量には高い相関関係がある。

  c.　×　一般的に女性の方が男性に比べて低い。

  d.　○　エリスロポエチンは赤血球の産生を促進し，酸素供給能力を高める。

2　ホルモンと運動についての記述である。正しい組み合わせを選べ。

  a.　運動に伴う血中グルコースの低下に反応して，血中グルカゴン分泌が増大する。

  b.　インスリン分泌は運動時に増大し，グルコーストランスポーター4型(GLUT4)を介して，血液中のグルコースが活動筋へ取り込まれる。

  c.　運動による血中テストステロン分泌は，男性は増大するが，女性はあまり変化せず性差がみられる。

  d.　血中アドレナリン分泌は，60% $\dot{V}_{O_{2max}}$ 強度を越えると，心拍数増大や血圧上昇に伴って減少し始める。

      ア　a, b　　　イ　a, c　　　ウ　c, d　　　エ　d, a

正解　イ

  a.　○　グルカゴンは血糖値を上昇させる作用をもつ。

  b.　×　インスリン分泌は運動時に減少する。

  c.　○　血中テストステロン濃度は，男性が女性に比べて約20倍高い。

  d.　×　血中アドレナリン分泌は60% $\dot{V}_{O_{2max}}$ 強度を越えると顕著に増大する。

SECTION 3 | 運動と呼吸・循環器

1 呼 吸

（1） ガス交換のメカニズム

　呼吸活動は，生命を維持するために肺で大気中の酸素を血液に取り込み，全身の細胞に運搬する。そして細胞で産出された二酸化炭素を再び肺まで運んで大気中へ排出している。酸素と二酸化炭素を細胞間で移動させるガス交換は受動輸送の「拡散」によって行われる。「拡散」とは，単純に物質が多い方から少ない方へ移動して勝手に均一化しようとすることである。

　肺胞では大気中に含まれる酸素が血液に移動する。大気中には酸素が多く，全身から肺に戻ってきた血液には酸素が少ない状態であるため拡散により酸素が血液へと移動する。酸素を使って酸素濃度が低下した末梢の細胞に酸素を多く含んだ血液が近づくと血液中の酸素は細胞へと移動する。一方，末梢の細胞で生成された二酸化炭素は，濃度差により血液へ移動する。そして，血液循環によって肺に戻った二酸化炭素は，拡散により大気中へ放出される（図1-11）。

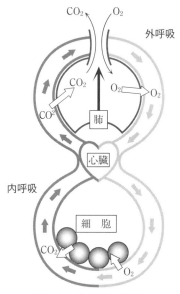

図1-11　外呼吸と内呼吸

注〕　肺胞内の空気の酸素分圧（約100 mmHg）
　　　肺に戻ってきた血液の酸素分圧（約40 mmHg）
　　　肺胞内の空気の二酸化炭素分圧（約40 mmHg）
　　　肺に戻ってきた血液の二酸化炭素分圧
　　　（約46 mmHg）
　　　この分圧差により，ガス交換が行われる。

（2） ガス交換と筋肉のはたらき

　ガス交換を行うためには，肺を膨らませて体内に空気を取り入れ（吸気），肺を縮め

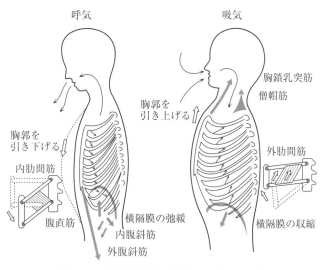

図1-12　呼吸に関連する筋肉とそのはたらき

て空気を放出する（呼気）必要があるが，肺自体にはその機能はない。肺は胸郭という肋骨で囲まれた空間の中にあり，この胸郭を横隔膜や呼吸筋とよばれる筋肉によって拡げたり縮めたりして，肺への空気の出し入れを行っている。肺を拡げる吸気時には，横隔膜を収縮して引き下げ，外肋間筋や首回りの筋肉で胸郭を引き上げることで肺内部が陰圧となって，空気が流入してくる。逆に肺を縮める呼気時には，横隔膜を弛緩させ，内肋間筋や腹部の筋肉で胸郭を引き下げると肺内部が陽圧となるので空気が出ていく（図1-12）。したがって，胸部の動きは，呼吸にとって重要である。

（3） 呼吸様式と有効換気量

　運動時には大量の酸素が必要になること，アシドーシス（血液の酸と塩基の平衡が乱れて正常よりも酸性に傾いた状態）を避けるために二酸化炭素を体外に放出する必要があることから，ガス交換を盛んに行わなければならない。そのために一回換気量や呼吸数を増やして，換気量を増大させる。そこで注意が必要なのは，浅くて速い呼吸で換気量を確保するか，深くてゆっくりした呼吸で換気量を確保するかで換気効率が異なることである。

　一回の呼吸でガス交換できるのは，肺胞へ入った空気であり，口腔内や気道などの空気はガス交換に関与しない。このガス交換に関与しない部分を死腔量，ガス交換に関与する部分を有効換気量という。それらを合わせて一回換気量とよぶが，一回の呼吸で必ず一定量の死腔量が生じる。したがって，浅くて速い呼吸をすると死腔量の割合が多くなり，換気量の割にガス交換の効率がわるい呼吸となる（図1-13）。

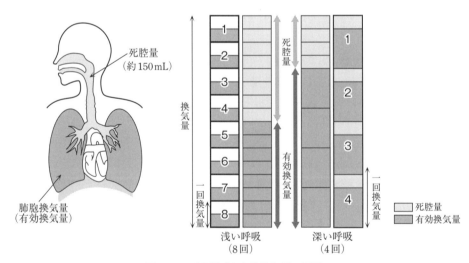

図1-13　呼吸様式と有効換気量の関係
同じ換気量を浅い呼吸（8回）で確保するより，深い呼吸（4回）で確保する方が換気効率がよい

2　循　環

（1） 体循環（大循環）と肺循環（小循環）

　呼吸・循環の最も重要なはたらきとして，酸素の供給と二酸化炭素の排出があげられ

る。これは心臓のポンプ機能と動脈や静脈の脈管系からなり，身体を循環して細胞でのガス交換をする体循環（大循環）と肺で空気とガス交換を行う肺循環（小循環）に分かれる（図1-14）。

心臓の左心室は全身へ力強く血液を送り出す必要があるため，左心室の心筋量は大きく必要な血液の量も多い（1/3は右冠動脈で，2/3は左冠動脈）。全身へ送り出された血液は動脈を介して各組織へ酸素や栄養素を供給する。一方，組織からは二酸化炭素や代謝産物（老廃物）を受け取り，静脈より右心房へ戻ってくる。なお，静脈には弁があるため，筋収縮による静脈の圧迫は，血液が心臓へ戻るサポートとなる。これを筋ポンプ作用（ミルキングアクション）という（図1-15）。

右心房へ戻ってきた血液は，右心室から肺動脈を経て肺へと送り出される。肺動脈を流れる血液は全身を循環して戻ってきた血液のため酸素濃度は低く，二酸化炭素濃度が高い。肺で二酸化炭素と酸素の交換を行った血液は，肺静脈を経て左心房へと戻り，再び左心室から全身へ

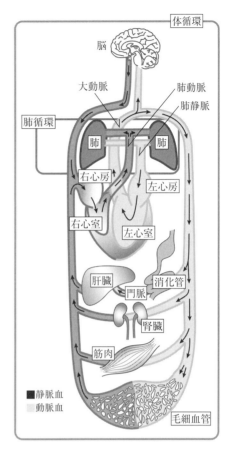

図1-14　体循環と肺循環

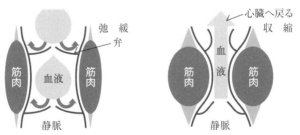

図1-15　筋ポンプ作用

送り出される。

このような心臓血管系による血液循環は生体にとって，酸素と二酸化炭素のガス交換や栄養と老廃物の物質交換のみならず，ホルモンの分泌と作用，白血球や抗体による病原体に対する生体防御，アルブミンによる膠質浸透圧の調節，深部の熱を体表面で冷やす体温調節，血管や組織の修復など絶えず行っている。

そのため運動時には劇的に変化した内部環境を正常に保つため，呼吸数や心拍数の増加が顕著となる。

（2）　心拍出量と血流再配分

　安静時に左心室から送り出される血液の一回拍出量は約80 mLとされている。また，安静時の心拍数は概ね60拍/分であるため，その積で求められる心拍出量は約5 L/分≒80 mL/拍×60拍/分＝4,800 mL/分である。運動時には一回拍出量や心拍数の増加によって心拍出量は25 L/分にものぼり，そのほとんどは活動筋へと配分される。その際，増加した心拍出量は，末梢の血管が拡張した部位へ誘導される。しかし，本来なら運動中は交感神経活動が亢進するために血管収縮が起こるはずであるが，運動を遂行するために多くの血液が必要な筋肉への血液量は増加する。それは運動によって生じた代謝産物が血管の収縮作用に対して拮抗的にはたらくことで血管を拡張させるという機能的交感神経遮断によるものとされ，活動筋のpHの低下や乳酸，アデノシン，細胞内外のイオンバランスの変化などが血管拡張因子として作用する。また血管内皮由来の血管作動性物質とよばれる一酸化窒素（NO）は血管壁を血流がこする力（ずり応力）によって生成される。NOは血管を拡張させる一方で血管内皮由来の血管収縮作用をもつエンドセリンを抑制することで，活動筋の血流増加を引き起こす。さらに運動時には筋収縮による筋ポンプ作用も物理的な血流増加に貢献する。これら様々な因子で活動筋に血流が配分されると考えられる。

（3）　運動様式の違いと心臓の適応

　ランニングのような筋の収縮と弛緩を繰り返すリズミカルな運動は，前述した筋ポンプ作用が末梢の循環をサポートして，右心房に還ってくる血液の量が増加する。これは大量に戻ってくる血液によって容量負荷（前負荷）が増大して左心室の内腔が押し広げられる。つまり，心筋が引き伸ばされることにより，筋収縮力が増して，一回拍出量が増える。これはゴムが伸ばされた分だけ強く収縮するのと同じである。このように心臓の拡張期に引き伸ばされた分だけ一回拍出量が増えることをフランク・スターリングの法則という。このような前負荷の増大は，有酸素運動のような全身に血液を効率よく循環させるためには適した機能である。

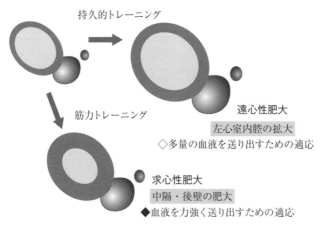

持久的トレーニング

筋力トレーニング

遠心性肥大
左心室内腔の拡大
◇多量の血液を送り出すための適応

求心性肥大
中隔・後壁の肥大
◆血液を力強く送り出すための適応

図1-16　トレーニング様式の違いがスポーツ心臓の適応に及ぼす影響

レジスタンストレーニング（筋力トレーニング）のような強く筋肉を収縮させるような運動は，末梢の血管を強く押しつぶす。心臓は押しつぶされた血管に対して力強く血液を送り出すために圧負荷（後負荷）が増大して血圧の上昇を伴う。

　このような運動の違いによって加わる心臓への異なる負荷は，心臓の適応にも影響を及ぼす。持久力トレーニングによる前負荷の増大は，左心室の内腔が拡大するという遠心性の適応を引き起こす。一方，レジスタンストレーニングなどのパワー系のトレーニングは，後負荷が増大して流れにくくなっている状況下において，左心室の心筋が血液を強く押し出そうと繰り返しトレーニングをしている状況となり，求心性の適応で心筋の肥大が生じる。つまり持久的なトレーニングは，左心室内腔の拡大，レジスタンストレーニングは，左心室心筋の肥厚という異なるスポーツ心臓の様相を呈する（図1-16）。

（4）　常に一定の血流を確保する仕組み

　心臓は収縮と拡張を繰り返すため，血液は心臓が収縮したときにだけ流れ，拡張したときには流れないと想像するかも知れない。しかし，血液は常に循環している方が好ましく，特に脳の血流は一定である方がダメージを受けにくい。そこで，心臓の拡張期にも血液を供給するシステムを有している。大動脈は非常に弾力性に富んでいるので，心臓の収縮期に強く送り出された血液は大動脈を大きく膨らませる。その後，心臓の拡張期に膨らんだ大動脈が元に戻るが，そのときに血液を全身に送り出す第2のポンプとしてのはたらきをする。これにより，拡張期にも血液が駆出される。これをウインドケッセル効果という（図1-17）。ウインドケッセル効果は，収縮期の血圧を緩衝する作用もあるので，動脈硬化による柔軟性の低下により中心動脈での緩衝作用が失われると，収縮期血圧と拡張期血圧の差である脈圧が拡大することにつながる。

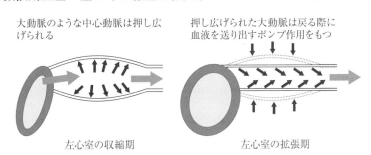

大動脈のような中心動脈は押し広げられる　　　　押し広げられた大動脈は戻る際に血液を送り出すポンプ作用をもつ

左心室の収縮期　　　　　　左心室の拡張期

図1-17　ウインドケッセル効果

（5）　運動による活動筋への効率のよい酸素供給

　体内で酸素を効率よく利用するためには，酸素の運搬役であるヘモグロビンが肺で酸素をつかんできて，酸素を必要としている組織で酸素を離す必要がある。そこでよく知られているのが酸素解離曲線である（図1-18）。酸素解離曲線とは組織中の酸素濃度（酸素分圧）とヘモグロビンの酸素結合度の関係性を表したものでS字曲線を描く。このS字曲線は，酸素が多い組織では，ヘモグロビンの結合度はきわめて高く酸素を離さないことを示している。しかし，酸素が少ない組織においては，結合度が一気に低くなり酸

素を離しやすくなるという特性を示している。

また，酸素解離曲線は運動により上昇した二酸化炭素分圧とともにpHや体温によって変化する（ボーア効果）。これは運動することで，pHの低下や二酸化炭素分圧が上昇するが，酸素解離曲線は右へとシフトする。これにより，組織の酸素の量が安静時と同等であってもヘモグロビンは酸素を離しやすくなるので，運動中は，より効率的に酸素を供給することができるようになる。同様に運動に

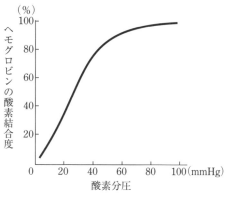

図1-18　酸素解離曲線

よる筋肉温の上昇は酸素解離曲線を右へとシフトさせるため，運動は筋肉での酸素供給を高めることとなる（図1-19）。これらの応答は，運動時の活動筋に十分な量の酸素を供給するための優れたメカニズムといえる。

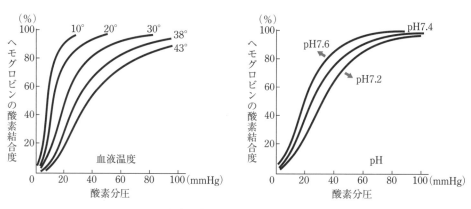

図1-19　血液温度とpHによる酸素解離曲線の変化

Column　運動生理学の楽しさ

「貧乏ゆすり，実は健康にプラス」という記事が日経新聞に掲載されたときには，運動生理を学ぶ者として嬉しい気持ちになった。下肢の筋肉をリズミカルに収縮させて静脈を押しつぶす「筋ポンプ作用」は，末梢の血流を心臓に戻すためのサポートになる。寒い環境でからだが震える「シバリング」は，筋肉を動かすことで熱を産生し体温を保とうとする。これらを考え合わせると貧乏ゆすりは，冷え性や血流改善という観点から非常に理にかなっている。また，伸展した動脈壁が戻る際に血液を末梢に送り出す「ウインドケッセル」は，収縮期血圧の緩衝作用や心臓拡張期に脳へ一定の血液を随時供給する。「血流再配分」は，血管の拡張や収縮により必要な箇所に血流を配分する。人間の生理機能には，むだなものがなく，実にうまくできている。

確 認 問 題

1 呼吸に関する記述である。正しいのはどれか，1つ選べ。
(1) 酸素は肺胞で血液中に浸透する。
(2) 横隔膜が収縮したときに胸郭内は陽圧になる。
(3) 浅い呼吸でも深い呼吸でも換気量が同じであれば換気効率は変わらない。
(4) 運動後の呼吸の増加は二酸化炭素を排出して，アシドーシスを防ぐためである。

正解（4）

(1) × 酸素の血液中への移動は拡散による。
(2) × 横隔膜が収縮したとき胸腔内は陰圧になるため空気が入ってくる。
(3) × 浅い呼吸では相対的に死腔量が増えるため換気効率がわるくなる。
(4) ○ 運動後には酸素の摂取に加えて二酸化炭素の排出が重要である。

2 運動と呼吸に関する記述である。正しいのはどれか，1つ選べ。
(1) 激しい運動の後には直ちに止まって回復することが望ましい。
(2) 運動中に増加した心拍出量は全身にまんべんなく送られる。
(3) 静脈還流量が増加して一回拍出量が増えることをフランク・スターリングの法則という。
(4) レジスタンストレーニングは心臓の内腔が拡大する適応を起こす。

正解（3）

(1) × 運動後には筋ポンプ作用による静脈還流を促して心臓の負担を軽減する必要があるため，直ちに運動を止めるべきではない。
(2) × 運動により増加した心拍出量は，主に血液が必要な筋肉へ配分され，運動に必要ない部位の血流は減少する。
(3) ○ フランク・スターリングの法則とは，心臓の拡張期に心臓の内腔に戻ってきた血液が充満して心筋が引き伸ばされると，次の収縮期に大量の血液を送り出すことになるため一回拍出量が増加する。
(4) × 筋トレとよばれるレジスタンストレーニングでは，血圧が高いところに血液を供給しようと心臓には求心性の負荷がかかるため，心筋が肥厚する適応が起こる。

Section 4 | 運動と自律神経・免疫・環境

1 末梢神経系概論（体性神経系と自律神経系）

（1） 神経系の分類

　神経系は，脳と脊髄からなる中枢神経系（CNS：Central Nervous System）と末梢神経系（PNS：Peripheral Nervous System）に分けられる。神経系は，体内における伝導器としてのはたらきとそれを制御する統合器のはたらきを兼ね備える。すなわち，①末梢の情報を中枢に伝える（末梢神経系：求心路），②伝えられた情報を統合する（中枢神経系），③効果器に指令を送る（末梢神経系：遠心路）役割を担っている。

（2） 末梢神経系の機能学的分類

　末梢神経系は，機能的に体性神経系と自律神経系（ANS：Autonomic Nervous System）に分けられる。体性神経系は，求心路である感覚神経と遠心路である運動神経からなり，生体の動物性機能をつかさどる。自律神経系は，交感神経系（SNS：Sympathetic Nervous System）と副交感神経系（PNS：Parasympathetic Nervous System）からなる。自律神経系は，内臓や血管等を支配し，呼吸，循環，体温調節など，生体の植物性機能をつかさどる。自律神経系の遠心性線維は，交感神経系は胸髄と腰髄から，副交感神経系は脳（脳幹）と仙髄から出ている。自律神経系に支配される器官の多くは，交感神経系と副交感神経系によって，二重に支配（二重支配）され，その作用は拮抗的である（拮抗支配，相反支配）。交感神経系は，戦いや危機のための神経，あるいは闘争や逃走の神経といわれ，交感神経系の活動が高まると，心拍数の増加や血圧の上昇などが生じる。一方，副交感神経系は，休息のための神経といわれ，副交感神経系の活動が高まると，心拍数の減少などが生じる（表1-5）。

表1-5　自律神経機能

部　位	作　　用	
	交感神経系	副交感神経系
瞳　孔	散　大	縮　小
血管平滑筋	収　縮	－
末梢血管	収　縮	拡　張
気道気管支	拡　張	収　縮
心　筋 （収縮）	促　進	抑　制
心拍数	増　加	減　少
消化管 （蠕動運動）	抑　制	促　進
立毛筋	収　縮	－
汗　腺	分　泌	－
膀　胱 （括約筋）	収　縮 （排尿抑制）	弛　緩 （排尿促進）
肛　門 （括約筋）	収　縮 （排便抑制）	弛　緩 （排便促進）

2 植物性機能による生体調節

（1） 自律神経系とホメオスタシス

　生体は，常に変化している外部環境に対し，ある一定の範囲内で内部環境を保つ機能を有する。この機能はホメオスタシス（生体恒常性）といわれ，脳，内分泌系，免疫系，そして自律神経系により調節されている。内分泌系とは，内分泌器官や内分泌腺から放出されるホルモンが，標的細胞の受容体に結合することにより生体を調節するシステム

であり，血液を介するため伝達速度が遅く，持続性があるといった特徴があるのに対し，自律神経系は，伝達速度が速いという特徴がある。生体の恒常性は，これらが協働して維持されている。

（2）　運動時における自律神経系応答

　生体は，外部環境の変化だけではなく，運動に対しても，ある一定の範囲内で内部環境を保つ。しかしながら，安静時における内部環境と運動時における内部環境は同一ではなく，生体は，運動に適した内部環境に調節されている。例えば，安静時の生体の体温（深部温，核心温）は，37℃程度であるが，運動時の体温は，38℃以上になる。また，収縮期血圧は，140 mmHg を超えると，Ⅰ度高血圧の分類とされるが，運動時において，収縮期血圧が140 mmHg を超えることは特別なことではない。これらは，安静時の調節基準点（セットポイント）が，運動強度に応じて，移動することによる。

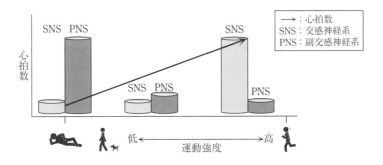

図1-20　安静時および運動時における自律神経系の活動亢進度と心拍数のイメージ

　運動時の生体は，筋収縮や血圧，動脈血中の酸素，二酸化炭素などを骨格筋，血管，肺，心臓などにある受容器によりモニタリングされ，自律神経系により運動強度に対応した心拍数（心臓拍動促進による心拍数の増大），血圧（血管収縮による血圧上昇）などに調節される。また，自律神経系は，活動を高めるだけではなく，活動を抑えることによっても器官を調節する。例えば，運動開始初期や低強度での運動中の心拍数の増加は，交感神経系の活動が高まることによるものではなく，副交感神経系の活動が抑制されていることによるものである（図1-20）。

（3）　トレーニングによる自律神経系の適応

　持久的なトレーニングにより，安静時の心拍数が減少する。この心拍数の減少は，左心室の内腔が拡大する心臓の形態的な変化（スポーツ心臓）と心臓を支配する自律神経系（心臓自律神経）の機能的な変化等によるものと考えられる。トレーニングによる心臓自律神経系の機能的な変化は，安静時だけではなく，運動後にもみられ，持久的なトレーニングは，運動終了直後の心拍数の減少率を大きくする。つまり，運動終了後の心拍数の減少を促進し，回復を早めることになる。

（4）　自律神経系の異常と疾患

　安静時の自律神経系の活動は，加齢，運動習慣，肥満などのほか，疾患の有無によっても異なる。例えば，糖尿病，高血圧症，心不全患者の心臓自律神経系活動は，健常者よりも低い。

　安静時の自律神経系活動は，副交感神経系の活動が優位であり，心電図のR-R間隔に変動（ゆらぎ）がみられるが，肥満により，この変動は小さくなり，副交感神経系の活動は低下する。また，Brayが提唱したMONA LISA（most obesities known are low in sympathetic activity）仮説より，交感神経系活動の低下と肥満には密接な関連があるものと考えられ，不活動や身体活動の低下などによる交感神経系活動の低下と副交感神経系の活動低下が，肥満につながると考えられている。

　血圧調節は，自律神経系と深く関係している。高血圧症の患者は正常血圧の者に比べて，静脈注射されたノルアドレナリンに対する血管収縮反応が高く，またノルアドレナリンに対する感受性が増大する。すなわち，循環ノルアドレナリンレベルの上昇と感受性の増大が，交感神経系が関係する高血圧に影響すると考えられる。しかしながら，高血圧症患者の交感神経系活動は，若年者では亢進するのに対し，中年以降では亢進していないとの報告もあり，交感神経系と高血圧の関係は，年代により異なる可能性がある。

　神経調節性失神は，長時間の立位保持や空腹時，脱水時などに起きやすい。失神とは，一過性，突発性の意識喪失で，自然に回復する。運動後にも生じ，血圧が一定水準より低下し，十分な脳血流を確保できなくなることが原因の一つと考えられる。通常であれば，立位などによる静脈還流量の減少と，それに伴う心拍出量の低下（血圧低下）に対し，心肺圧受容器反射（低圧受容器反射）と圧受容器反射を介した交感神経系の活動の亢進が生じ，血圧を維持しようとするが，これらの調節機構のいずれかが十分に機能しないことにより，血圧を維持できず（起立性低血圧），脳血流の低下などにより失神すると考えられる。

3　免　疫

（1）　運動生理学領域の免疫とは

　健康づくりを考えるうえで，免疫の理解は必要不可欠である。体力は，「行動体力」と「防衛体力」に分類できる（図1-21）。これまで運動生理学研究は，主として「行動体力」（筋力や持久力など）について広く・深く追求されてきた。しかし，運動生理学が「健康づくり」の学問として焦点をあびるようになると，もう一つの体力要素である「防衛体力」の意義についても急速に見直されるようになった。その一つ，生物学的ストレスに該当するのが「免疫」である。運動は免疫能力にどのような影響を及ぼしているのであろうか。あるいは，免疫は運動にどのような影響を及ぼすのであろうか。

　①　生体防御機能と白血球　免疫を担当するのは白血球とよばれる細胞集団である。フローサイトメトリー法を用いて，単純に細胞のサイズと細胞内の密度や構造の複雑性とで分画すると，大まかには3つの集団に分けることができる。①内部密度が高くサイ

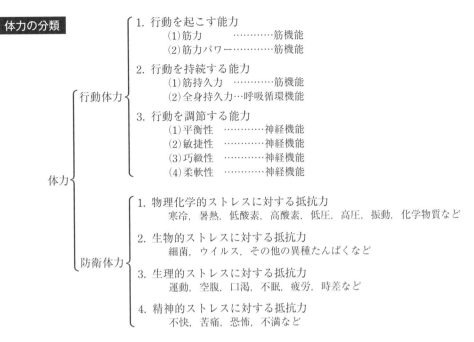

図1-21　体力分類

出典：池上晴夫(1987)

ズの大きな好中球(顆粒球)の集団，②比較的サイズが小さく，細胞内の構造も単純なリンパ球の集団，③その中間の単球(単核球)の集団を観察できる。さらに白血球は，細胞表面にそれぞれ特徴的なたんぱく質(白血球サブセット：CD抗原)を発現しているので，それを頼りに詳細に分類することが可能である。免疫のターゲットとなるのは，バクテリア(細菌)やウイルス，アレルギー物質といった非自己(外から侵入してくる生物そのもの，あるいはその一部分)と，異常をきたした自己細胞(がん細胞や傷ついた細胞)である。こうした，自己にとって都合の悪い存在から自己を守ること(生体防御システム)，これが免疫の最大の役割である。

　②　**自然免疫**　免疫の初期段階を担当するはたらきであり，大部分の生物が有する生体防御システムである。

　好中球：(血液1μL 当たり7,000個程度存在する白血球で，好中球は圧倒的多数を占める免疫細胞である(約70%)。侵入してきた微生物を最前線で貪喰し，殺傷する作用をもつ。血中の免疫細胞中で，好中球数は運動負荷によって最も著しい増加を示す。

　NK(ナチュラルキラー)細胞：リンパ球系に属するNK細胞は，総白血球数の3%程度と他のリンパ球に比べるとわずかである。そのはたらきは，ウイルス感染細胞やがん化した細胞を認識し，傷害を加える。

　単球・マクロファージ：血中の単球は，総白血球数の5%程度。組織へ浸潤し，マクロファージと名前を変え，貪喰，抗原提示，サイトカイン産生など種々のはたらきを発揮する。また，様々な組織に組織マクロファージが常在している。

　サイトカイン：サイトカインは，免疫，炎症，細胞増殖・分化，接着，その他の細胞

間相互作用に関わる微量かつ重要な生理活性物質の総称であり，免疫細胞のみならず，骨格筋や血管内皮細胞など種々の細胞で産生・分泌される。

③　**獲得免疫**　抗原を特異的に認識し，記憶し，排除する高度な免疫システムである。

　Tリンパ球(T細胞)：CD8陽性の細胞傷害性T細胞(キラーT細胞)は移植細胞，ウイルス感染細胞，がん細胞など)を認識して破壊する。Th1由来のIL-2により増殖・活性化し，感染細胞のMHCクラス1+抗原提示を認識し，パーフォリンで攻撃する。CD4陽性のヘルパーT細胞(Th)はTh1：炎症誘導，Th2：Bリンパ球(B細胞)誘導，Th17：炎症誘導，Treg(制御性T細胞)：免疫抑制が知られている。

　Bリンパ球：Tリンパ球(Th2細胞)からの指示(サイトカイン刺激)を受け，形質細胞へと分化し，抗体を産生する細胞である。

（2）　運動時の免疫調節機構

　①　**免疫機能に及ぼす運動の功罪**　「食物依存性運動誘発アナフィラキシー(FDEIA：Food Dependent Exercise-Induced Anaphylaxis)」とよばれる，ある特定の食物摂取後に運動負荷が加わった場合に限り発症するという特異なアレルギー疾患がある。その臨床的特徴として，①10歳代の男性に好発すること，②原因食品としては小麦が最多で，ついでエビであること，③原因食品に対する即時性アレルギー反応検査は大部分陽性を示し，基本的にI型アレルギーに基づく反応と考えられる。このアナフィラキシーショックを誘発する運動には，種目や運動の強さなどの特異性がみられない。

　FDEIAも，他のアレルギー疾患と同様に，「感作相」，「アレルゲン吸収相」，「アナフィラキシー症状の惹起相」の3段階を経ることによって発症すると考えられるが，感作相では，アレルゲン特異的IgE抗体を産生する仕組みが完了する。アレルゲン吸収相では，その後，改めてアレルゲンを含む食物を摂取した場合，運動による腸管上皮透過性亢進によって，循環血中へ流入する。アナフィラキシー症状の惹起相では，すでに感作の出来上がった状態での，アレルゲンの生体内への流入は，マスト細胞に結合した2

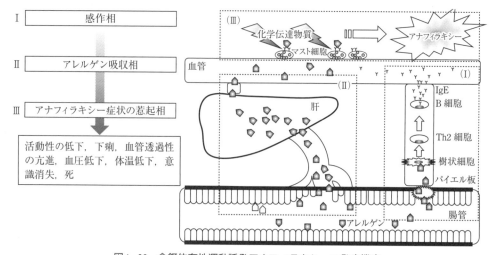

図1-22　食餌依存性運動誘発アナフィラキシーの発症機序

つの IgE 抗体をつなぐ架橋となってアレルゲンが結合することで，化学伝達物質（ヒスタミンやロイコトリエンなど）を含む顆粒が細胞外へ放出され（脱顆粒），アナフィラキシー症状が発症する（図1-22）。ほかの食物アレルギーによるアナフィラキシーショックと同様に，緊急時にはエピペン処方が有効である。

②　運動免疫学二大学説

Ｊカーブモデル：高い運動強度での運動習慣を有する者，例えばトップアスリートなどは，運動習慣を有しない者よりも上気道感染症（風邪）のリスクが高くなるとする学説である。また，最も風邪のリスクが低いのは，中強度以下の運動を適度にする人であるとし，グラフで示すとアルファベットの「Ｊ」の文字に似ていることからつけられた言葉である（図1-23A）。

オープンウインドウ説：Ｊカーブの現象が生じる理由として提示されたのが，高い強度の運動や疲労困憊に至る運動など過酷な運動負荷は，一過性に免疫機能を抑制するとする「オープンウインドウ説」である。カテコラミンやコルチゾールなどのストレスホルモンによって誘導される生理的免疫抑制反応であると考えられている（図1-23B）。

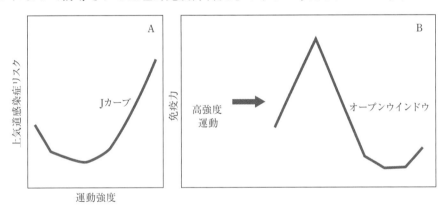

図1-23　Ｊカーブ（A）とオープンウインドウ（B）

運動とは，免疫機能をある程度抑制しながら繰り返す（漸進性・反復性の原則に従って行う）ことで，身体能力の維持・向上を実現することが本質である。

（3）　免疫機能の身体活動制御

私たちは，細菌やウイルス感染時には様々な不定愁訴を訴えるが，こうした発熱，下痢，悪寒，痛みなどとともに身体活動性の著しい低下も経験する。身体活動性の低下がどのように発症するかについての理解はいまだ乏しい。

免疫による感染防御機能は，高強度運動によって抑制を受ける。その一方で，身体活動（生活活動や運動）は免疫による感染防御機能の発動によって抑制を受ける。

このような運動と免疫の関係は，動物としてのわれわれの活動機能の維持と機能を保持するためには大変重要である。運動による自然免疫抑制は，運動後の骨格筋を中心とした炎症を最小限に抑えるある種の生体防御反応であり，自然免疫発動による運動制御は，運動エネルギーを節約し，感染防御にそのエネルギーを優先的に供給するといった

一つの生体防御反応であると考えられる。

4 環境生理学（暑熱，寒冷，高所，水中と運動）

（1） 環境と運動

　　運動時の環境は，天候や季節，時間，場所などの外部環境により異なり変化する。生体は，常に変化している外部環境に対し，ある一定の範囲内で内部環境を保つ機能を有するが，運動時の生体は，運動刺激と環境の双方に対応している。そのため，運動生理学の理解には，環境生理学の理解を深める必要もある。

（2） 暑熱および寒冷環境における生体応答

　　① **体温調節機能**　ヒトの体温は，おおよそ37℃で維持される。この体温とは，頭蓋内や胸腔，腹腔といった深部の温度であり，核心温（深部温）といい，直腸などで測定される。一方，顔やからだの表面の温度は環境の変化により，大きく変化する。核心温は，36〜37℃を正常範囲とし，調節機能が正常に機能している場合は，35〜41℃の範囲内で調節される。体温調節機能不全等により，42℃以上になると，10数時間で死に至る危険性が高くなり，35℃以下では低体温症と診断される（図1-24）。

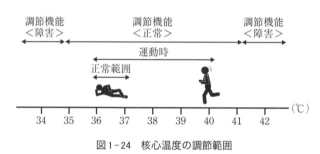

図1-24　核心温度の調節範囲

　　体温調節には，衣服の脱着やエアコンの使用，日陰や日向への移動，飲水など，行動による行動性調節と，血管拡張や発汗，ふるえなどによる意思とは関係なく起こる自律性調節がある。

　　② **暑熱環境下における体温調節**　暑熱環境下では，生体のエネルギー代謝による熱産生と気温や湿度，風，太陽や地面からの輻射により体温が上昇する。そのため生体は皮膚表面の血管を拡張（皮膚血管拡張）し，体表面への血液分布を増大させ，熱放散量を増加させる。さらに体温が上昇すると発汗が始まり，皮膚の温度上昇が汗の気化を促進し，熱を放散する（蒸散性熱放散）。皮膚からは伝導（隣り合う物質に熱が伝わる現象），対流（密度の違う物質の流れにより熱が流れ出ること），輻射（電磁波による熱放散），蒸散（水が蒸発）するときに熱が奪われる現象により，熱が放散される。これらの熱放散の経路は環境温によって貢献度が異なり，環境温が体表面の温度と同程度以上になるような高温環境下では，蒸散のみが熱放散にはたらく。また，発汗以外の皮膚および呼気からの水分喪失（不感蒸泄）も体温調節にはたらく。

　　一方，寒冷環境下では，生体から空気中に熱が放散され，体温が低下することになる。

体温が低下し始めると，皮膚表面の血管を収縮させ，体表面への血液分布が減少し，放熱を抑制しようとする。さらに体温が低下すると，内分泌系を動員した代謝の亢進（非ふるえ熱産生），運動神経を介して骨格筋を収縮（ふるえ：ふるえ熱産生）させ，熱を産生させる。

　水の熱伝導率は，空気の20倍以上である。そのため，皮膚表面などが濡れている場合，体温に影響する。例えば，低体温症に関係する環境要因として，寒さ，風，濡れの3つがあげられるが，雨や水で濡れた状態で，日陰などで強い風に晒された場合，夏であっても，低体温症になりうる。

　運動時に活動筋で産生された熱は，血液に移動，あるいは組織へ伝導し，最終的には皮膚表面から体外に放散されるが，体温（核心温）は運動強度に比例して上昇する。運動中に体温を上昇させる利点として，①神経伝導速度を上昇させること，②関節可動域を拡大させること，③血中ヘモグロビンから筋組織への酸素への受け渡しが容易になることがあげられる。最大運動時には，40℃程度まで上昇するが，環境温との温度差を大きくし，熱放散率を高めるためと考えられる。

　③　**暑熱順化と寒冷順化**　高温環境下では，持久的な運動能力が低下する。一方，高強度運動に対する温度の負の影響は小さい。高温環境下におけるトレーニングにより，発汗反応が亢進し，核心温の上昇が抑制され，耐暑性が向上する。暑熱環境への繰り返しの曝露や持久的なトレーニングの継続は，暑熱ストレスに対する生体負荷を軽減するように生理学的な適応を生じさせる。この適応を順化といい，暑熱に対する順化を暑熱順化という。暑熱順化には，繰り返し曝露される暑熱ストレスの大きさが関与するが，暑熱環境下における運動トレーニングが最も効果的な方法であり，数日で効果を示し始め，2週間程度で順応するようになる。獲得された生体応答は，トレーニングの中止により徐々に消失するが，保持期間はトレーニング期間と関係する。すなわち，短期間に獲得した場合は早く消失し，時間をかけて獲得した場合は保持期間が長い。

　寒冷環境への繰り返しの曝露により，寒冷順化が生じる。寒冷順化は，ふるえの減少や皮膚血管収縮の鈍化，褐色脂肪細胞数の増加と褐色脂肪細胞内のミトコンドリアの増加による熱産生量の増大（非ふるえ熱産生の亢進），皮膚血管収縮応答の迅速化（深部と体表との熱移動の最小化）などにより生じる。1日数十分〜2時間の寒冷曝露によりノルアドレナリン濃度やエネルギー代謝が増大するが，4〜11日間の寒冷曝露の継続により，前値に戻り，寒冷感覚が緩和されるなど，数日で効果を示し始める。

（3）　高地環境における生体応答

　高地は平地と比較して，気圧，気温が低い。気温は高度が1km増すごとに，6.5℃低下する。気圧は，海抜の上昇とともに低下し，エベレスト（標高8,848m）の頂上では，平地の約1/3になる。高所における酸素濃度は，平地と変わらず，20.93％であるが，空気の圧力（気圧）が低いため，酸素分圧が低くなる（低圧低酸素環境）。動脈血中の酸素分圧の低下は，頸動脈にある化学受容器を刺激し，自律神経系を介して，換気量や心

拍数を増大させる（末梢化学受容器反射）。これらの応答は，高所滞在直後から生じ，数日後にピークとなるが，数週間後に平地の値に戻る。滞在場所が高くなるほど，ピークに達する日数，平地の値に戻る日数ともに長くなる（順化）。この順化は，体力とは無関係であり，高地への滞在，あるいは高地環境への反復曝露が必要である。自身の体力を過信した弾丸登山などは，急性高山病（AMS：Acute Mountain Sickness）につながることもある。高地居住者は，肺毛細血管密度や肺胞数の増加，ミトコンドリア数（密度）の増加，ガス交換能の向上，造血ホルモンであるエリスロポエチンの産生による赤血球数の増加など，高地での生活に適した形態や機能を獲得していると考えられる。

（4）　水中環境における生体応答

　　水中環境下の生体は，陸上とは異なる応答を示すが，これは水のもつ物理的特性である浮力，水圧，水温，抵抗の影響による。

　　水中環境下で体重測定を行うと，浮力の影響により，陸上よりも低値を示す。水中環境下の負荷体重は，水位に依存し，浸水位が高くなるほど，小さくなる。水位が腰部の場合は約30％の，鎖骨下の場合は約90％の負荷体重の減少となるが，体組成や体脂肪率の分布により，減少率は異なる。

　　以下の式により体重に対する負荷体重の割合を求めることができる。

$$y = 98.9 - 0.121x - 0.012x^2 \quad (x = 身長に対する水位の割合)$$

　　また水中環境下では，浮力の影響により，関節可動域が拡大し，カーフレイズや跳躍時の床反力が，陸上で行うよりも小さくなる。これらの利点を活用し，陸上での運動が困難である者に対する機能訓練が水中環境下において実施されているが，運動の種類や水位により，床反力が体重よりも大きくなることもあるため，水位の設定や運動の種類の選択に留意する必要がある。

　　水圧は，水深が深くなるほど大きくなり，水深が10 m増すごとに約1気圧増加する。立位浸水時の生体は，静脈還流量（前負荷）の増大により，一回拍出量が増加（フランク・スターリングの法則）し，それにより心拍数が減少する。水中環境下における心拍数の減少は，安静時だけでなく，運動時にもみられ，水中運動時の心拍数は，陸上での運動時よりも，10拍/分程度，低い。その他の浸水時の生体応答として，尿意感が大きくなり，浸水後の尿量が増加することや中高齢者における収縮期血圧が上昇することなどがある。この収縮期血圧の上昇は，加齢に伴う血管の器質的な変化や調節機能の低下によるものと考えられるが，いずれも水圧による静脈還流量の増加が影響していると考えられる。

　　体温と同程度の水温（中立温，不感温度）よりも低い水温への浸水は，交感神経系の活動亢進により，皮膚表面の血管を収縮させ，体外への熱放散を抑制しようとする。

　　遊泳プールと同程度の水温（30℃）にて測定した動脈硬化度指標（上腕−足首間脈波伝播速度）は，体温と同程度の水温（36℃）にて測定したときよりも高くなる。また，36℃

の水に浸かったときに比べて，30℃の水に浸かったときの尿意感は大きくなり，浸水後の尿量は増加する。これらは，いずれも水温による影響であると考えられる。一方，入浴などの中立温よりも少し高い水温への浸水は，交感神経系の活動抑制，副交感神経系の活動亢進により，血管拡張や発汗を促進し，放熱と体温降下を図る。しかし，血管拡張が多くの熱を取り込むことになり，体温が上昇する。浸水温が42℃以上になると，熱刺激に反応し，交感神経系の活動亢進が生じ，立毛筋や皮膚血管が収縮する。温度に対する感受性は個体差が大きく，体組成，年齢などにより異なる。

Column 「運動と腸内細菌」は，運動生理学の新しい分野となり得るか

　世の中には，普通の人と同じくらいの食事量なのにぽっちゃり体型で悩んでいる人も多い。こうした，太りやすい体質に，腸内細菌叢（腸内フローラ）が関与する。腸内フローラの違いによってメタボリックシンドロームの発症が異なることから，腸内フローラの改善に注目が集まっている。運動を取り入れた生活習慣は，腸内フローラに影響を及ぼすことも知られるようになった。また，腸内フローラが様々な健康障害と関係するのと同様に，運動習慣の有無（運動ぎらい）を決定する要因かもしれないともいわれるようになった。健康づくりの新しい運動生理学として「運動と腸内細菌」研究が進みつつある。

確　認　問　題

1　神経に関する記述である。正しいのはどれか，1つ選べ。
(1)　末梢神経は，脳・脊髄神経によって構成される。
(2)　自律神経系は，生体の動物性機能をつかさどる。
(3)　交感神経系は，休息のための神経といわれ，活動が亢進すると心拍数は減少する。
(4)　肥満者の安静時の副交感神経系の活動は，健常者よりも低下する。

正解　(4)

(1)　×　末梢神経は，12対の脳神経と31対の脊髄神経によって構成される。
(2)　×　自律神経系は，生体の植物性機能をつかさどる。
(3)　×　交感神経系は，闘争のための神経等といわれ，活動が亢進すると心拍数は増加する。
(4)　○　不活動や身体活動の低下などが，自律神経系の活動を低下させ，肥満につながる。

2　免疫に関する記述である。誤っているのはどれか，1つ選べ。
(1)　免疫は，防衛体力の機能に分類される。
(2)　免疫の初期段階を担当し，大部分の生物が有する生体防御システムを自然免疫という。
(3)　食物依存性運動誘発アナフィラキシーは，特定の運動によってアナフィラキシーショックが誘発される特徴を有する。
(4)　高強度運動等により一過性の免疫抑制が引き起こされる現象をオープンウインドウという。

正解　(3)

(1)　○　いわゆる体力は「行動体力」であるのに対し，免疫を含む抵抗力は「防衛体力」に分類される。
(2)　○　好中球やNK細胞による生体防御システムである。獲得免疫は，特定の抗原に選択的にはたらく免疫応答をいい，有効に機能するまでには時間を要する。
(3)　×　アナフィラキシーショックを誘発する運動には，種目や運動の強さ等の特異性がみられない。
(4)　○　アスリートなど，高強度での運動習慣を有する者は，上気道感染症のリスクが高くなる。

3　体温調節に関する記述である。正しいのはどれか，1つ選べ。
(1)　核心温(深部温)は，環境の変化により，大きく変化する。
(2)　暑熱環境下では，皮膚表面の血管を拡張し，体表面への血液分布を増大させる。
(3)　動脈血中の酸素分圧の低下は，化学受容器を刺激し，換気量や心拍数を減少させる。
(4)　立位浸水時の生体は，浮力の影響により，静脈還流量が増大し，心拍数が減少する。

正解　(2)

(1)　×　核心温(深部温)は，おおよそ37℃で維持される。
(2)　○　暑熱環境下では，体表面への血液分布を増大させることにより熱放散量を増大させる。
(3)　×　動脈血中の酸素分圧の低下は化学受容器を刺激し，換気量や心拍数を増加させる。
(4)　×　立位浸水時の生体は，水圧の影響により，静脈還流量が増大し，心拍数が減少する。

SECTION 5 | 運動と疲労・休養

1 疲　労

（1）　疲労の分類

　疲労は休養を命ずる積極的な生体信号で，生命の危機に
さらされる前の生理的警鐘と理解できる。疲労の分類法に
はいくつかある（表1-6）。例えば精神的疲労と肉体的疲労
とに区別することで，疲労を心理学的側面と生理学的側面
に分けて考えることができる。また，筋肉痛や疲労骨折な
ど部位別の疲労を局所疲労とよぶことで，倦怠感や微熱な
どといった全身疲労と区別することができる。あるいは，

表1-6　疲労の主な分類
● 精神的疲労と肉体的疲労
● 全身疲労と局所疲労
● 末梢疲労と中枢疲労
● 急性疲労と慢性疲労
● 動的疲労と静的疲労
● 陽性疲労（生理的疲労）と 　陰性疲労（病的疲労）

偏頭痛などは神経系の中枢である脳で生じる中枢疲労，正座など過度な足部の圧迫によ
るしびれは，同じ神経系でも末梢疲労の一例と考えることができる。

　また，急性疲労と慢性疲労，あるいは動的疲労と静的疲労という分類もできる。肉体
労働やスポーツ活動を行った結果生じる疲労は，まさに動的疲労であり，静的疲労とは，
同一姿勢保持による長時間作業がひき起こす疲労である。早期の回復が難しい疲労を陰
性疲労（病的疲労）ととらえ，逆に回復可能で，時に超回復効果も期待できるような疲
労状態を陽性疲労（生理的疲労）としてとらえることができる。

　自覚的に疲労を感じることを疲労感とよぶが，客観的検査法による真の疲労とは必ず
しも一致しない。かつては，客観的所見に対して疲労感の少ない人を交感神経緊張型体
質，頻繁に疲労感を訴える人を副交感神経緊張型体質とよんだりもした。前者は過労を
感知できない深刻な状態に陥りやすい危険な体質，後者は作業効率のわるい怠け者体質
といわれる所以でもあった（図1-25）。前者のように過労を感知できないと，最悪の場
合，過労死に陥る。長時間労働，深夜労働，不規則労働，残業過多などが原因の一つと
なって，脳・心臓疾患，呼吸器疾患，精神疾患等を発病し，死亡または重度の障害を残
すことになる。脳血管疾患または心疾患による突然死が多いとされ，過大な競争目標へ
の邁進，攻撃性，せかされ，休息のなさ，油断のなさ，時間的切迫感，爆発的な言動，

任務への挑戦感などの行動特徴を示
すタイプは陥りやすいとされる。疲
労＞疲労感は危険で，疲労＜疲労感
は怠け者と述べたが，しかし，うつ
病などの場合，自分ではコントロー
ルできないほどのひどい気分的な落
ち込みや倦怠感から，極度の疲労感
を訴える場合があるという点も軽視
してはならない。

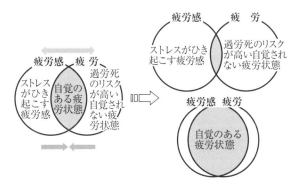

図1-25　必ずしも一致しない疲労感と疲労

（2）　運動と疲労

①　**筋疲労**　筋疲労とは，随意的連続筋収縮で起こる疲労であり，随意運動制御系の異常によって出現する。持続的な運動を行った際，通常は，運動を実施した時間よりも回復に要する時間のほうが長いとされる。この能力低下（筋出力低下）状態，すなわち「疲労」状態は，「末梢疲労」とよばれる筋肉機能の障害と，「中枢疲労」とよばれる中枢神経系の能力低下の両方が原因とされる。そこには，様々な種類の疲労決定因子*が関与する。

短時間高強度運動では，通常，中枢疲労の回復（通常は回復に 2 分以内）と，興奮収縮連関および筋内血流回復に関係する末梢疲労の回復（通常は回復に 3 〜 5 分以内）が生じる。ただし，細胞内の Ca^{2+} 放出，またはその感受性低下のため，完全な回復には数時間程度かかる場合がある。

> *疲労決定因子とは，中枢疲労〔性格や環境要因による疲労，運動野レベルでの興奮閾値の低下による疲労，シナプスレベルでの伝達効率の低下による疲労，運動神経細胞の疲労，シナプス前抑制系の疲労，神経修飾因子由来の疲労，求心性神経の興奮性の疲労〕，と末梢疲労〔筋線維の Ca^{2+} 感受性の低下による疲労，興奮収縮連関由来の疲労〕

一方，長時間の低強度運動では，中枢神経系の疲労が主たる要因であり，通常は数分以内に急速に回復する。しかし，筋の出力低下は，運動後 30 分程度では完全には回復しない場合があり，これは末梢疲労の完全な回復には，少なくとも 20 〜 30 分は要するからである。

②　**筋肉痛**　前項のような分単位で回復可能な筋疲労とは別に，数日間程度の痛みを伴う筋疲労もよく経験する。この筋肉痛とは，骨格筋（筋膜を含む）の微細構造にダメージを与えるような運動様式によって生じる。すなわち激しい運動をした後，しばらく時間を経過した後も持続する遅発性の筋肉痛（DOMS：Delayed Onset Muscular Soreness）であり，伸張性筋収縮（エキセントリック運動）によって最も発現しやすい。この遅発性筋肉痛は，骨格筋から漏れ出てきた CK やミオグロビンの血液中での上昇を伴っている場合が多い。好中球，続いてマクロファージ化した単球といった免疫細胞（白血球）の活動筋への浸潤が生じ，損傷筋繊維の貪喰とともに活性酸素や，炎症性サイトカイン，プロスタグランジン産生が誘導され，遅発性の炎症（疼痛・浮腫・発熱）が生じることとなる。その後，種々の成長因子によって筋は修復・再生されていく。しかし，熱中症を発症してしまうような暑熱環境下での長時間運動などでは，急性横紋筋融解症*のリスクが高まることも指摘されている。

> *急性横紋筋融解症は，発熱性の病気やあるいは運動等によって引き起こされる骨格筋を構成する横紋筋細胞が融解し，筋細胞内の成分（ミオグロビンや，クレアチンキナーゼ（CK）など）が著しく上昇する。原因として，高炎症性サイトカイン血症などが関係する。

③　**高強度運動による免疫機能の疲労**　ストレスによって免疫機能が低下した場合，がん再発率の増加や，細菌・ウィルス感染率の増加が知られている。高強度運動や長時間運動によっても，免疫低下状態が生じており，適切な休養の確保を怠れば，上気道感染症（風邪）などの罹患リスクが高まるなど，まさに免疫機能の疲労状態が生じる。具

体的には，リンパ球数の低下，NK細胞活性の低下，分泌型IgAの減少などが報告されている。このように病原体の感染に対して，一過性に免疫機能が無防備になる状態はオープンウインドウ（図1-23，p.31）状態とよばれる。しかし，これは積極的な免疫疲労の状態と考えられる。積極的な免疫疲労とは，そうせざるを得ない生体反応であるという意味であるが，高強度運動直後の骨格筋の激しい炎症をある程度抑制するために必要な，一時的免疫抑制状態と考えられる。

　④　**疲労骨折**　過労性スポーツ障害（整形外科的疲労）の代表とされるのが疲労骨折である。瞬間的外力ではなく，軽微な外力の繰り返しによって正常骨に起こる骨折とされる。X線像では骨折線がみられないのが通常である。疼痛は，運動中，運動後にみられ，休息にて軽減する。大腿骨，脛骨，腓骨，足骨など下肢に発生しやすく，年齢的には発育期に多い。この時期はスポーツ活動を盛んに行う時期であることに加えて，骨の力学的強度が運動による筋力の発達に追いつかず，反復刺激に敏感となり骨折を生じる。このように疲労骨折は，物理化学的ストレスによる陰性（病的）疲労状態といえる。

　⑤　**オーバートレーニング症候群**　オーバートレーニング症候群（OTS：Over Training Syndrome）とは，過剰なトレーニングによって蓄積された慢性疲労の状態である。基本的にはトレーニングを継続，あるいは漸進させているにもかかわらず，パフォーマンスが低下する状況にある場合には，その可能性が疑われる。週，あるいは月単位のトレーニングによって起こる慢性疲労状態で，2週間以上安静にしても回復をみない状態（ただし医学的疾患がない）とされ，それよりも短期間に起こる疲労状態は，オーバーリーチングとよばれる。OTSは，トレーニングの強度や量が過剰になっただけでなく，休養の量的不足や，不適切な実施時期によるもの，また栄養や環境などの要因によっても影響され，その症状は多岐にわたっている（表1-7）。

表1-7　オーバートレーニングの主な症状

1　疲労感の増大
2　だるさの持続
3　うつ状態
4　睡眠障害
5　生理学的変化
・パフォーマンスの低下
・最大心拍数の低下
・最大血中乳酸濃度の低下
・筋力・持久力の低下
・血中ノルエピネフリン濃度の低下
・尿中ノルエピネフリン濃度の低下
・テストステロン／コルチコイドは変化しない
・上気道感染症の発症
・免疫細胞（リンパ球，NK細胞）の減少
・免疫グロブリン濃度の減少
・血中グルタミン濃度の減少
6　心理学的・行動学的変化
・POMS*の悪化
・自覚的安寧度の低下

＊POMS（profile of mood state）：不安・緊張，落ち込み，怒り，活力，疲労，混乱の6つの尺度で気分の状態を判定するアンケート記入方式の心理テスト

出典：Mackinnon LT（2000）

2　休　養

　休養とは活動期からの一時的逃避行動であり，疲労を回復させるためには休養が必要となる。一定の作業に対して生体内で中止信号として疲労が発せられ，一定の休養（休憩）の後，作業再開信号が疲労回復として発せられる。このように，活動と休養は日常的に繰り返されているものである。これを1日周期でみるならば，昼間の活動期と夜間の休息期によって，活動と休養は繰り返されていることになる。人の支出エネルギーに

は限界がある（1日最大で4,000〜5,000 kcal）と考えられるので，その範囲内で，適切な活動と休養を繰り返していると考えるのが休養の必要性を無視できない理由である。また，ストレスが関与する疾患に対峙する際も，ストレスの原因（ストレッサー）そのものよりも，それに対する対処（コーピング）能力や過程が重要となる。すなわち体力（特に防衛体力）と適切な休養法が，ストレスからくる病的疲労への対応も重要となる。

（1）　休養の分類

　　休養は，「時間」を基準として考えると，秒単位の場合「休息」，分単位では「休憩」，時間単位では「私的時間」，日単位の「週休」，そして週あるいは月単位の「休暇」となる。また休養「質」という点からみると，肉体的休養，精神的休養とする分け方と，休養の3Rとよばれる「レスト（rest）」，「リラックス（relax）」，「レクリエーション（recreation）」といった社会的側面から分類する方法である。こうした休養の概念には，活動期からの一時的避難行動としての（疲れたから休む）休養といった疲労回復を目的とするものであるが，それとは異なる休養の概念が含まれるものもある。すなわち，必ずしも疲労を伴わないストレス解消として必要な休養，あるいは疾病など体調不良時にからだを安静に保つために必要な休養，そして食後の休養や睡眠といった休養は，疲労とは連動しない休養ともいえる（表1-8）。

表1-8　休養の概念

| （1）活動期からの一時的避難行動（疲れたから休む） |
| （2）ストレス解消としての休養（休暇・余暇） |
| （3）体調不良時の休養（静養・養生） |
| （4）食後の休養や睡眠 |

（2）　消極的休養法

　　消極的休養法の基本は本来の休養，すなわち安静である。骨格筋を弛緩させ，さらに心臓や血管に負担をかけず静脈還流量を増すため，心臓の高さに四肢や体幹を保持する（臥位姿勢）が必要となる。単に安静状態といっても，椅座位に比べて，臥位の方が合理的な消極的休養法の姿勢といえる。下腿の大筋群のみならず，姿勢保持に関与する抗重力筋群も弛緩させることができ，大脳の興奮水準のより強力な低下を誘導する。このシステムは，脳幹網様体賦活系とよばれる脳幹に存在する網様体を介した感覚神経からの求心性の刺激が，大脳の覚醒に関与する仕組みを利用している。すなわち，姿勢保持にはたらく収縮速度が遅くて疲労しにくい赤筋繊維の多い筋肉からの網様体への入力を抑えることによって，大脳皮質の休養を促すことができるとするものである。さらに，安静状態の保持は，単に消費エネルギーを抑えるのみでなく，同時に自律神経活動を副交感神経優位な状態へと移行することでより同化作用へと代謝は移行する。

　　このような臥位姿勢状態は，容易に睡眠を誘導しやすくなる。しかし，こうした消極的休養法としての臥位姿勢と睡眠とは，必ずしも同次元ではない。睡眠は，疲れたから必要となるというような休養の考え方だけでは十分な理解とはいえない。なぜならば，ほとんど活動しないような生活を行った場合でも，夜間は6〜8時間程度の睡眠時間が容易に誘導されることからも理解できるであろう。

睡眠は，レム（rem）睡眠とノンレム（non‑rem）睡眠の繰り返しによって成り立っている。レム睡眠では脳血流が増し，代謝が亢進し，神経伝達物質が増加するなど，脳は活発に活動している一方，脳幹の青斑核神経細胞によって骨格筋の活動は抑制されている。発育期の特に記憶や学習のためには，レム睡眠が重要となることが総睡眠時間に対するレム睡眠の割合からも理解できる。現在では，レム睡眠は記憶の定着のフェーズであると考えられている。一方で，ノンレム睡眠期には，成長ホルモンの分泌の亢進など同化作用を高める効果があるとともに，近年は，シナプス形成と学習の繰り返しが行われているとの報告もされるようになった。いずれにせよ，睡眠はサーカディアンリズムによって調節されながら，特定の疲労の有無に関わらず一定時間確保されている。

　＊レム（Rapid Eye Movement）睡眠とは，活発な眼球運動の観察される浅い眠りの状態をいう。

（3）　積極的休養法

　軽い運動をとりいれた積極的休養法は，消極的休養法よりも疲労状態からの早期回復を促す場合がある。疲労後の運動による骨格筋活動は，血液循環促進による種々の疲労物質排泄に有効であるとされる。実際，疲労困憊運動後の歩行やジョギングによって血中乳酸の除去速度が安静と比較して大きくなることが知られている。このシステムには，筋ポンプ作用がはたらいており，静脈還流量を増加させる。静脈還流量の増加を受けた心臓は，スーターリングの法則に従い心拍出量を増加させ，局所への酸素供給を増加させることにも貢献する。また，筋ポンプ作用は，血流と同様にリンパ流も増加させ，血漿容積や血漿たんぱく濃度の調節，すなわち脱水の予防や種々の免疫反応，脂質輸送にも影響をおよぼすと考えられる。逆に，急激な運動停止は骨格筋の鬱血（うっけつ）をまねき，一時的な心臓虚血状態を引き起こす場合がある。こうした心筋虚血，さらには再灌流後の活性酸素種産生亢進が過度な生体負担となることとも考えられ，運動後のクールダウンなどの積極的休養法が重要であることが理解できる。

　積極的休養法は，安静ではなく運動であることから，これもまた軽度の疲労を誘発すると考えられる。こうした一過性の筋疲労を生じさせることによって，その後の消極的休養や睡眠効果をより高めることができる。筋疲労による弛緩は，大脳の覚醒水準を低下させ，自律神経活動は副交感神経優位な状態に移行し，代謝は同化へと移行する。こうした積極的休養法としての軽い運動は，脳内セロトニン上昇による中枢疲労改善効果をもたらす。積極的休養法による一過性の筋疲労の誘発は，精神活動による中枢疲労回復にも効果的である。

3　改善法

　廃用性萎縮の宿命を背負う骨格筋が支配する生命体「ヒト」にとって，休養は，生命維持に必要な行動（あえて行動の1つと定義する）であり続けなければならない。実際には，消極的休養法と積極的休養法とをうまく組み合わせ，疲労をより効果的に回復させる必要がある。不適切な積極的休養法は，それ自体が疲労を誘発するが，過度の安静を

しいるような消極的休養法もまた，不活動に伴う体力の低下をまねく。したがって，疲労状態を見極め，早期回復のための合理的な休養法や補助的手段を選択すべきである。

（1）　スーパーコンペンセーション効果

　　休養を効果的に活用することによっては，予想以上の回復効果をもたらす場合がある。例えば，スーパーコンペンセーション（super compensation）効果，すなわち超回復とよばれる現象である。通常のトレーニングを数日間完全休養することによって，トレーニングを続けた場合よりも高いパフォーマンスが発揮される現象として知られている。

（2）　インターバルトレーニングとレペティショントレーニング

　　インターバルトレーニングとは，持久力の向上を目的としたトレーニング法で，繰り返しの運動の間に不完全休息，すなわち積極的休養法を取り入れたものである。

　　一般には，循環器系のはたらきを休息時に落とさずに次の運動に入るトレーニング法である。この場合の積極的休養法は，ジョギングや軽い運動である。生理学的には，主運動期は脚筋力や筋持久力の向上をねらいとし，不完全休息期には筋や神経は休息していても，呼吸循環器系は休息させず，酸素摂取量が最大になる。この不完全休息期に，呼吸循環機能が改善される点にある。

　　これに対して短時間の消極的休養法を用いた運動トレーニング法が，レペティショントレーニングである。繰り返しの最大負荷運動の間に完全休息を取り入れ，短時間のパワー発揮を目標とするトレーニング法として多用されている。

（3）　グリコーゲンローディング

　　運動と栄養，さらに休養を組み合わせることによって，より長時間の運動継続が可能となる方法の一つが，グリコーゲンローディング（カーボローディング）である。筋活動（運動）によって急激に筋グリコーゲン含量を低下させ，筋の疲労状態を意図的に誘導する。その後，高炭水化物食を摂取し，さらに完全休養をとることによって，筋グリコーゲン含量を超回復させる方法である。当初は，試合の3日前から炭水化物の摂取量を増やして，完全休養（消極的休養）をとる方法であったが，現在は，試合の4日前に骨格筋グリコーゲンを低下させる運動を行った後，高炭水化物食を摂取し，完全休養（消極的休養）を行う方法が，一般的なグリコーゲンローディングとなっている。究極の方法として，試合7日前に筋グリコーゲンを低下させる激しい運動を行い，その後3日間の低炭水化物食で筋グリコーゲン量を低く維持する。そして，試合3日前より高炭水化物食を摂取，完全休養（消極的休養）で完了する。

（4）　リカバリーテクニック

　　より効果的な補助的休養法（疲労回復法：リカバリーテクニック）としては，積極的休養法としての軽い運動以外にも，ストレッチング，マッサージ，冷・温水浴，コンプ

レッションウェア（圧迫衣服）の使用，冷却療法などの活用があげられる。ある程度の科学的根拠に基づく効果が明らかにされているものとして，筋肉痛からの早期回復を例にとると，マッサージ，圧迫衣服，入浴，交代浴，冷却スプレーが示されている（表1-9）。マッサージは，他動的に筋刺激を行うことで，休養効果を促進させる手段であり，軽い運動などの積極的休養法と同様に，循環動態やリンパ動態を刺激する。さらに，マッサージは遅発性筋肉痛とともに自覚疲労からの回復に対しても，最も効果的であるとされる。実際に筋肉痛と連動する血中 CK 活性の早期回復が示されている。ストレッチングは，筋を引き伸ばすことによって疲労を取り除こうとする積極的休養法である。日常，座業の合間に背伸びをしたり，首や肩を回したり，あくびをする行為はまさに筋のストレッチングであり，こうした筋を引き伸ばす刺激（エキセントリックな筋収縮）は，短縮性の筋収縮と比較してエネルギー消費が少ない。また，ストレッチング動作の合間に，弛緩した筋の微少循環を改善し，低酸素・低栄養状態を取り除く。さらに速筋繊維が選択的に刺激されることから，姿勢保持で疲労した抗重力筋などに多い遅筋繊維は弛緩し，休養が与えられる。しかし，残念ながら，ストレッチングのみの筋肉痛軽減効果や自覚的疲労軽減効果の十分なエビデンスは示されてはいない。一方，入浴や圧迫衣服の使用は，補助的休養法としての効果がすでに示されている。入浴は，全身浴だけでなく，脚の部分浴でも，筋肉痛の軽減効果がある（15℃以下がより効果的とされる）。局所の炎症をともなう疲労には，単なる消極的な休養法（安静）だけではなく，冷却療法など物理的応急処置を併用することが効果的で，血流抑制作用や，抗炎症作用によって疲労範囲の拡大を防ぎ，疲労の程度を軽減する。

表1-9　遅発性筋肉痛および自覚的疲労の回復への補助的休養法

	被験者数（n）	実験群（n）	有意な効果
遅発性筋肉痛	1188	106	－
軽い運動	90	8	効果あり
ストレッチング	67	5	－
マッサージ	158	14	効果あり
コンプレッションウェア	160	16	効果あり
電気刺激	94	8	－
入　浴	379	34	効果あり
交代浴	144	12	効果あり
冷却スプレー	72	6	効果あり
高圧療法	24	3	－
自覚的疲労	266	27	－
軽い運動	33	4	－
ストレッチング	30	1	－
マッサージ	64	7	効果あり
マッサージ＋ストレッチング	9	1	効果あり
コンプレッションウェア	28	3	効果あり
電気刺激	11	1	－
入　浴	75	8	効果あり
交代浴	16	2	－

出典：Dupuy O, *et al.* (2018)

（5）　サプリメント

　サプリメントとよばれる栄養補助飲料や食品を上手に活用することで，水分補給とともに疲労の発現遅延や早期回復に有効となる。これらは，速やかなエネルギー補給，代謝機能の補助，あるいは抗酸化作用を目的としたものであり，消化吸収のよさが食品からの摂取に勝る。同時に，運動によってダメージを受けた骨格筋の修復・再生，さらには筋肥大に貢献するものとして多数報告されている。しかし，あくまでも食事の補助的な役割でしかないと考えたい。現在，サプリメントとして利用されているものについては，有効性の高いものから，ある程度限定的な効果が期待できるもの，さらには有効性も安全性もまだ必ずしも十分に明らかとされていないものなど多数におよぶ。

　ロイシンの代謝物であるヒドロキシメチル酪酸（HMB）には，1日1.5〜3.0 gを3〜6週間程度，レジスタンストレーニング期間中に摂取することで，骨格筋量の増加が期待できるとされる。クレアチンもまた，骨格筋量の増加と運動パフォーマンスの向上に貢献する。分岐鎖アミノ酸（BCAA）摂取による運動後の筋肉痛軽減および回復促進効果，さらには発揮張力の低下抑制も報告されている。また，グルタミンにはグリコーゲン合成の促進やアンモニア蓄積の減少など疲労マーカーの改善がみられる。β-アラニンは血液脳関門を通過し，大脳皮質および視床下部の脳内カルノシン濃度を増加させ抗不安効果が期待される。海馬で，神経細胞の成熟，機能，生存に影響を与え，シナプス可塑性，形成などのシナプス安定化を促進する脳由来神経栄養因子（BDNF：Brain Derived Neurotrophic Factor）の発現が亢進し，ストレスの影響を軽減させる。

確 認 問 題

1章　SECTION 5　運動と疲労・休養

1　運動・トレーニング後の休養や栄養管理と免疫機能に関する記述である。正しい組み合わせを選べ。

a. 激しいトレーニングに伴う全身倦怠感，抑うつ，疼痛，食欲低下，睡眠障害などの体調不良で競技力が低下する病態をオーバートレーニング症候群という

b. オーバートレーニング症候群に陥った選手には，回復のための休養が必要であるが，休養の具体的方法に関する科学的根拠はまだ十分に集積されていない

c. アスリートの健康管理では，糖質，たんぱく質のみならずビタミン，微量元素などの栄養素ができるだけ多く摂取されるような配慮が必要である

d. 暑熱環境下で激運動を行うと低サイトカイン血症が生じやすくなるため，水分補給やクーリングダウンによる体温調整が重要である

　　　1. a, b　　　2. b, c　　　3. c, d　　　4. a, d

正解　1

a. ○　過剰なトレーニングによって蓄積された慢性疲労状態である。

b. ○　医学的疾患がなく2週間以上安静にしていても回復しない状態とされ，要因も複数あげられている。

c. ×　「できるだけ多く」ではなく「過不足なく」が正しい。

d. ×　高　「低サイトカイン血症」ではなく「高」が正しい。

2　オーバートレーニング症候群の予防に関する記述である。正しいものを選べ。

(1)　運動中に適切なたんぱく質を摂取する

(2)　感染症が改善された後は，トレーニング強度は通常に戻す

(3)　毎回同じエネルギーを摂取する

(4)　適切な睡眠を確実にとる

正解　(4)

(1)　×　糖質の摂取によるエネルギー源の補給が大切である。

(2)　×　通常に戻す前に，強度は減らして行う。

(3)　×　トレーニング量に見合ったエネルギー摂取が大切である。

(4)　○　オーバートレーニングの症状として，睡眠障害があげられる。

SECTION 1

Geng T, *et al.,* PGC-1alpha plays a functional role in exercise-induced mitochondrial biogenesis and angiogenesis but not fiber-type transformation in mouse skeletal muscle. *Am J Physiol Cell Physiol* 298: C572-579(2010).

Ruas JL, *et al.,* A PGC-1alpha isoform induced by resistance training regulates skeletal muscle hypertrophy. *Cell* 151: 1319-1331(2012).

Yamada M, *et al.,* Muscle-derived SDF-1alpha/CXCL12 modulates endothelial cell proliferation but not exercise training-induced angiogenesis. *Am J Physiol Regul Integr Comp Physiol* (2019).

Yamada M, *et al.,* p62/SQSTM1 and Nrf2 are essential for exercise-mediated enhancement of antioxidant protein expression in oxidative muscle. *FASEB J* 33: 8022-8032(2019).

Yan Z, *et al.,* Regulation of exercise-induced fiber type transformation, mitochondrial biogenesis, and angiogenesis in skeletal muscle/*J Appl Physiol (1985)* 110: 264-274(2011).

SECTION 2

Bryant NJ, *et al.,* Regulated transport of the glucose transporter GLUT4./*Nat Rev Mol Cell Biol*/3: 267-277(2002).

Kratz A, *et al.,* Effect of marathon running on hematologic and biochemical laboratory parameters, including cardiac markers./*Am J Clin Pathol*/118: 856-863(2002).

Labrie F. Intracrinology/*Mol Cell Endocrinol*/78 : 113-118(1991).

MacDonald C, *et al.,* Interleukin-6 release from human skeletal muscle during exercise: Relation to AMPK activity/*J Appl Physiol*/95: 2273-2277(1985).

Montero D, Lundby C. Regulation of red blood cell volume with exercise training/*Compr Physiol*/9: 149-164 (2019).

Ohman EM, *et al.,* Abnormal cardiac enzyme responses after strenuous exercise: alternative diagnostic aids/*Br Med J (Clin Res Ed)*/285: 1523-1526(1982).

SECTION 3

勝田 茂, 征矢 英昭:「運動生理学20講　第3版」朝倉書店(2015)
永田 豊(訳):「カラースケッチ生理学」Kapit, Macey, Meisami, 廣川書店(2006)
山地啓司:「改訂　最大酸素摂取量の科学」杏林書院(2001)
加賀谷 淳子, 中村 好男:「運動と循環　研究の現状と課題」NAP(2001)

SECTION 4

田口貞善:「健康・運動の科学　介護と生活習慣病予防のための運動処方」講談社(2012)
本多和雄・稲光哲明:「起立性低血圧の基礎と臨床」振興医学出版社(2006)
斉藤満:「循環Ⅱ：運動時の調節と適応」ナップ(2007)
本間研一・彼末一之:「環境生理学」北海道大学出版会(2007)
奥宮清人:「生老病死のエコロジー　チベット・ヒマラヤに生きる」(2011)
井上芳光・近藤徳彦:「体温Ⅱ　体温調節システムとその適応」ナップ(2010)
沖田孝一・森田憲輝:「寒さに適応する生理的メカニズム」体育の科学61：821-827(2011)

SECTION 5

上田伸男編:「再改訂　動く, 食べる, 休む Science(健康づくりの生理学)」アイ・ケイコーポレーション(2009)

2章　運　動　と　栄　養

SECTION 1 　運動とエネルギー代謝

1 　運動時のエネルギー源とメカニズム

（1）　運動の直接のエネルギー源

　　筋収縮の直接のエネルギーはATP（アデノシン-3リン酸）であり，常に絶え間なくATPを再合成し続ける必要がある。この再合成は，運動の強さと時間によって異なったエネルギー供給機構を有する。

　　筋肉中にATPはごくわずか（骨格筋1g中5〜8μmol）しか含まれておらず，筋中のATPだけでは筋収縮は0.5秒という一瞬しか続かないとされている。例えるなら，垂直跳び1回限りである。次の式が加水分解反応である。

$$\text{ATP} + \text{H}_2\text{O} \underset{\text{再合成}}{\overset{\text{分解}}{\rightleftarrows}} \text{ADP} + \text{Pi} \qquad (\text{ADP：アデノシン-2リン酸, Pi：リン酸})$$

　　ATPという化学的エネルギーが，ADP（アデノシン-2リン酸）とPi（リン酸）に加水分解されるときに，筋を収縮させるという物理的エネルギーに変換される。これは可逆性であり，これが再合成として後述するエネルギー供給機構である。

（2）　ATP再合成のための3つのエネルギー供給機構

　　運動を行うためには，ATPを再合成し続ける必要があるが，運動の強度と時間によってその方法が異なる。短時間の運動や激しい運動時のように，体外からの酸素の供給の少ない場合に利用される「無酸素性エネルギー供給機構」と，長時間の運動や緩やかな運動のように酸素の供給が十分ある場合に供給される「有酸素性エネルギー供給機構」に大きく2分される。無酸素性とは，酸素がない状態ではたらくことではなく，酸素がなくても作動するという意味である。有酸素性とは文字通り，酸素を摂取し続けながら作動することである。

　　無酸素性エネルギー供給機構では，筋肉中に貯蔵されているCrP（クレアチンリン酸）をエネルギー源とする「ATP-CrP系」と，グリコーゲン ⇒ ピルビン酸 ⇒ 乳酸の反応の解糖系による「乳酸系」がある。

　　一方，有酸素性エネルギー供給機構は，酸素供給によって糖質，たんぱく質，脂質を基質として，TCA回路（クエン酸回路：ミトコンドリア内における代謝過程）を経由して産生されるエネルギー供給機構のことである。「無酸素系」と並列表記として「有酸素系」と称する。これらのエネルギー供給機構の大枠をまとめた（図2-1）。

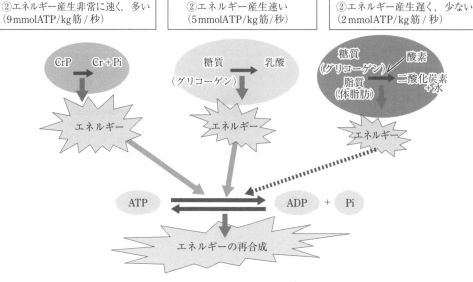

図2-1　運動に必要な3つのエネルギー供給系

（3）　無酸素性エネルギー供給機構

　　ATP-CrP系は，筋細胞に貯蔵されているCrPが，CrとPiに分解されるときに放出
されるエネルギーによって瞬時にADPとPiを結びつけてATPを再合成する。非常に
速くエネルギーを産生し，瞬発的な最大運動下において動員され，ハイパワー（高強度
の運動）を発揮できるが，ごく短時間しか供給できないことと，分解によって生じるPi
の増加と，CrP自体の減少により大きく疲労する。このATP-CrP系を動員した場合には，
短時間で疲労困憊に至る。例えば，100～200 m走，25～50 m競泳などにおいては，わ
ずか10～40秒ほどの短時間だが，100% $\dot{V}O_{2\,max}$ を超える超最大運動であり，このよう

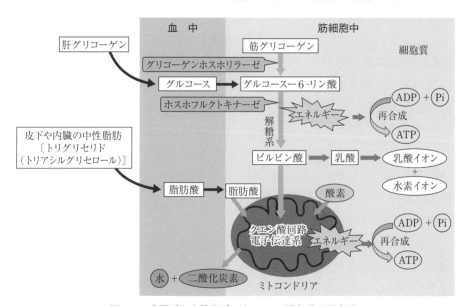

図2-2　乳酸系と有酸素系によるATP再合成の概略図

な際にかなりの割合で作動している。

　乳酸系は，中程度から高強度の運動時において，筋中のグリコーゲンや血中グルコースを取り込んで解糖系で代謝され，細胞質にピルビン酸が産生される。このときのエネルギーを用いて速くATPを再合成できる（図2-2）。ミトコンドリアは一気に大量のピルビン酸を酸化できないので，余剰のピルビン酸は乳酸に変換される。乳酸に変換され，急増し始めた点を乳酸性作業域値（LT：Lactate Threshold）という。

　ジョギングで徐々にスピードを上げたり，トレッドミルや自転車エルゴメータなどを用いての漸増運動負荷試験（段階的に負荷を高める試験）をしているときに，あるスピードや負荷から急に筋肉の疲労度が高まったり，呼吸数・心拍数が高まるターニング・ポイントがこのLTとほぼ一致している。例えば，400〜800m走や100〜200m競泳など，30秒から3分ほどのミドルパワーのような運動を実施している場合のエネルギー供給は，この解糖系の依存度が高い。

　ATP-CrP系と解糖系は，ある時間で明確に区分されるものではなく，図2-3に示すように一定の割合の中で，運動の強度と時間に応じて変化している。

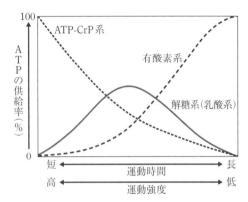

図2-3　運動時間および運動強度とそれぞれのエネルギー供給系からの寄与率の概略図

（4）　有酸素性エネルギー供給機構

　有酸素系は，図2-2に示すように，ミトコンドリア内にピルビン酸を取り込んでTCAサイクルに入り，そこで生じたNADH$^+$, H$^+$とFADH$_2$をもと電子伝達系によってATPを再合成する。脂肪酸も同様にTCAサイクルを経て利用される。有酸素系では，使用されたグリコーゲンと脂肪酸は，最終的には水と二酸化炭素に分解されて疲労物質は産生されない。有酸素系では，エネルギーとなるグリコーゲンと脂肪酸，そして酸素を摂取し続けることができるのであれば，ATPを産生し続けることができるので，運動を長時間疲労することなく継続することが可能である。

　例えば，ウォーキングやゆっくりとしたジョギングなどのローパワーの運動では，このエネルギー供給機構にほとんど依存している。

（5）　トレーニングとエネルギー供給機構

　運動強度の高い種目であっても，ATP-CrPと乳酸系だけによるエネルギー供給ではなく，強度にもよるが有酸素系での供給も行われている。反対に有酸素系だけでは間に合わないために，これらの無酸素性エネルギー供給機構が動員されてくる。したがって，運動はすべて酸素が必要であり，文字通りの「無酸素運動」は存在せず，無酸素性運動が誤認を抱かせない正しい表記である。

ローパワーのような持久的なトレーニングを重ねている長距離選手の場合には，エネルギー供給機構の観点からだけ効果を列記すると，ミトコンドリアが増加し，脂肪酸参加能力の向上と筋グリコーゲンの節約につながる。また，糖輸送体 GLUT-4 の増加により，血糖取り込み機能が向上し，筋グリコーゲンの濃度が増加する。こうした機序によって，有酸素性作業能力（持久的パフォーマンス）が向上すると考えられる。

一方，ミドルパワーからハイパワー，種目でいえば短距離走・中距離走のトレーニングを継続していると，筋グリコーゲンを分解する酵素（グリコーゲンホスホリラーゼ）や，解糖系でグルコース-6-リン酸を分解するホスホフルクトキナーゼの作用が高まる。また CrP の分解酵素であるクレアチンキナーゼの作用が高まる。こうして，解糖系とATP-CrP 系のエネルギー供給機構が向上，トレーニング前と比較して，トレーニングを続けた後のほうが楽に行えるとともにパフォーマンスが向上する。

ただし，ローパワーとミドルパワーの中間のような種目，1,500〜5,000 m 走などにおいては，解糖系と有酸素系の両方に依存するので両方の要素のトレーニングが必要となる。例えば，5,000 m 走は選手でも 15 分程度要するので，有酸素系だけで供給がなされていると思われがちだが，ハイスピードなレース展開，レース中の急なスピードアップ，ラストスパートなどにおいては，解糖系に依存するところがきわめて大きい。こうした競技の選手が，トラックでの 200〜400 m 走のスピード練習の反復や，ゆっくりとしたジョギングを組み合わせて行うことの理由が理解できる。

2　エネルギー消費量

（1）　基礎代謝

基礎代謝（basal metabolism）とは，身体的・精神的な影響がまったくない状態で，覚

表2-1　基礎代謝基準値（kcal / kg 体重 / 日）

年齢（歳）	男　性	女　性
1〜2	61.0	59.7
3〜5	54.8	52.2
6〜7	44.3	41.9
8〜9	40.8	38.3
10〜11	37.4	34.8
12〜14	31.0	29.6
15〜17	27.0	25.3
18〜29	24.0	22.1
30〜49	22.3	21.7
50〜69	21.5	20.7
70以上	21.5	20.7

出典：厚生労働省「日本人の食事摂取基準」（2020年版）

表2-2　基礎代謝量に影響する因子

体表面積	身長が高く痩せている人は，体表面積が広く体表面からの放熱がそれに比例して多いため，年齢・性・体重が同じであっても，基礎代謝が大きい
年　齢	年齢の若い人の方が成長などにより体内代謝が活発なため，体重 1 kg 当たりの基礎代謝量は大きな値を示す
性	男性は筋肉など，代謝が活発な組織の量が多いため，一般的に女性よりも大きい
身体組成	筋肉質の人は脂肪質の人に比べて基礎代謝が大きい。そのため，生活活動強度の高い人の基礎代謝は，若干補正する必要がある
体　温	皮膚表面からの放熱量が大きいため，体温が 1 ℃上昇するごとに，代謝量は 13 % 増加するとされることから，体温が高い人は基礎代謝が大きい
ホルモン	甲状腺ホルモン，副腎皮質ホルモンの分泌量の多い人は，体内代謝が活発なため，基礎代謝が大きい
季　節	基礎代謝は一般に夏に低く，冬に高い
月　経	女性はエストロゲンなどのホルモンの分泌量の変化があるため，基礎代謝は月経開始 2〜3 日前に最高に達し，月経中に最低になる

醒・安静仰臥位におけるエネルギー代謝量のことであり，生命を維持するのに最低限必要なエネルギーのことである。

基礎代謝量（BMR：Basal Metabolic Rate）の測定は，正常体温時，早朝12～16時間の絶食後，20～25℃の快適な温度条件下で，排尿・排便後の精神的にリラックスした状態で測定される。実際には，このような測定条件が厳格であることと実験室を要することから実測は困難である。そこで，日本人向けの基礎代謝量を，性・年齢・体重から推定する簡易な基準表が作成されている（表2-1）。基礎代謝量に影響をもたらす因子は，性，年齢，体表面積，身体組成，体温，ホルモン，季節，月経などがあげられている（表2-2）。したがって，基礎代謝量の推定表は，あくまでも参考値としてみる必要がある。

（2） 安静時代謝量と睡眠時代謝量

安静時代謝量（RMR：Resting Metabolic Rate）とは，基礎代謝量の測定のように厳密なコントロールをせずに仰臥位，あるいは座位で，安静にしている状態で測定したときの消費エネルギー量を意味する。安静時代謝量は，基礎代謝量よりも約10～20％増しだと推定される。

一方，睡眠時代謝量（SMR：Sleeping Metabolic Rate）は，睡眠しているときの消費エネルギー量のことであるが，現在では基礎代謝量とほぼ同じ程度だと考えられている。

（3） 食事誘発性熱産生

食事誘発性熱産生（DIT：Diet Induced Thermogenesis）は，食物を摂取することによってその消化・吸収および同化作用に必要なエネルギー消費と交感神経活動の活性化によりエネルギー消費が亢進することである。食事をすると身体が温まる，あるいは，熱くなるのはこのためであり，約1時間以内で生じる。この現象は，経口だけでなく静脈栄養法の場合においても同様に，一時的にエネルギー消費が高まる。

DITは，食物中に含まれている糖質，脂質，たんぱく質のエネルギー比率に依存し，それぞれエネルギー摂取量の5～10％，3～5％，20～30％ほどと見積もられ，高たんぱく質食の場合は，高糖質食や高脂質食よりも熱産生は高い。普段の食事ではこれら三大栄養素を包括して摂取しているので，DITは総エネルギー消費量の6～10％程度と推定されている。

（4） 活動時代謝

活動時代謝量（PAEE：Physical Activity Energy Expenditure）は，スポーツ・運動などの自発的な身体活動に基づくエネルギー消費量（ExEE：Exercise Energy Expenditure）と日常生活におけるエネルギー消費量（NEAT：Non-Exercise Activity Thermogenesis）に大別されるが，これらの身体活動そのものによるエネルギー消費のことである。

ExEEは，ジョギングやテニス，ヨガなど，日常生活でだれもが行う身体活動ではなく，趣味や嗜好，健康・体力づくりなどのために意図的に実施するものである。多くの

種類があり，この実施量においては個人差が大きい。一方，NEATは掃除，洗濯，入浴，料理，徒歩や電車での通学・通勤など，日常生活で多くの人が行っているような活動を意味する。

（5）　身体活動量のメッツによる算出方法

　身体活動，ここでは日常生活活動とスポーツ・運動をすべて含むものとして取り扱うが，そのエネルギー量を算出する簡易な方法としてメッツ（METs：Metabolic Equivalents）が用いられる。メッツは，ある身体活動によるエネルギー消費量が安静時代謝量の何倍に相当するかを運動強度で示した単位のことである。座位安静が1メッツ（酸素消費量3.5 mL/体重kg/分）とする。これは，座位安静の場合，性・年齢にかかわらず，体重1 kg当たりで3.5 mLの酸素を消費するということを前提としている。ちなみに，睡眠は0.9メッツに相当する。

表2-3(a)　生活活動のメッツ表

メッツ	3メッツ以上の生活活動の例
3.0	普通歩行（平地，67 m/分，犬を連れて），電動アシスト付き自転車に乗る，家財道具の片づけ，子どもの世話（立位），台所の手伝い，大工仕事，梱包，ギター演奏（立位）
3.3	カーペット掃き，フロア掃き，掃除機使用の掃除，身体の動きを伴うスポーツ観戦
3.5	歩行（平地，75〜85 m/分，散歩など），楽に自転車に乗る（8〜9 km/時），階段を下りる，軽い荷物運び，車への荷物の積み下ろし，荷づくり，モップがけ，床磨き，風呂掃除，庭の草むしり，子どもと遊ぶ（歩く/走る，中強度），車椅子を押す，釣り（全般），スクーター，（原付）オートバイの運転，電気関係の仕事：配線工事
4.0	自転車に乗る（≒16 km/時未満，通勤），階段を上る（ゆっくり），動物と遊ぶ（歩く/走る，中強度），高齢者や障がい者の介護（身支度，風呂，ベッドの乗り降り），屋根の雪下ろし
4.3	やや速歩（平地，やや速めに＝93 m/分），苗木の植栽，農作業，家畜に餌を与える
4.5	耕作，家の修繕
5.0	かなり速歩（平地，速く＝107 m/分），動物と遊ぶ（歩く/走る，活発に）
5.5	シャベルで土や泥をすくう
5.8	子どもと遊ぶ（歩く/走る，活発に），家具・家財道具の移動・運搬
6.0	スコップで雪かきをする
7.8	農作業（干し草をまとめる，納屋の掃除）
8.0	運搬（重い荷物）
8.3	荷物を上の階へ運ぶ
8.8	階段を上る（速く）
メッツ	3メッツ未満の生活活動の例
1.8	立位（会話，電話，読書），皿洗い
2.0	ゆっくりとした歩行（平地，非常に遅い＝53 m/分未満，散歩または家の中），料理や食材の準備（立位，座位），洗濯，子どもを抱えながら立つ，洗車・ワックスがけ
2.2	子どもと遊ぶ（座位，軽度）
2.3	ガーデニング（コンテナを使用する），動物の世話，ピアノの演奏
2.5	植物への水やり，子どもの世話，仕立て作業
2.8	ゆっくりした歩行（平地，遅い＝53 m/分，子ども・動物と遊ぶ（立位，軽度）

出典：厚生労働科学研究費補助金（循環器疾患・糖尿病等生活習慣病対策総合研究事業）「健康づくりのための運動基準2006改定のためのシステマティックレビュー」（研究代表者：宮地元彦）

各身体活動におけるメッツでの運動強度はほぼ網羅されており，表2-3(a), (b)の一覧表を参考にするとよい。

計算式は，次のとおりである。

ある身体活動のエネルギー消費量
＝メッツ×実施時間(h)×体重(kg)×1.05

（メッツ：その身体活動，実施時間：単位が時間なのを注意，体重：その人の体重，1.05：補正係数）

例〕：体重50kgの人が，ヨガ（2.5メッツ）を1時間行ったときのエネルギー消費量

$$2.5 \times 1 \times 50 \times 1.05 = 131.25 ≒ 131\ kcal$$

　このように簡単な式でスポーツ・運動・日常生活活動のエネルギー消費量を算出できるので便利である。また，24時間の生活を記録する方法である「24時間生活調査(タイムスタディ)法」を用いて，1日のエネルギー消費量もこのメッツで算出することができる。

表2-3(b)　運動のメッツ表　　　　　　　　　　　　　　　　＊試合の場合

メッツ	3メッツ以上の運動の例
3.0	ボウリング，バレーボール，社交ダンス（ワルツ，サンバ，タンゴ），ピラティス，太極拳
3.5	自転車エルゴメータ（30～50ワット），自体重を使った軽い筋力トレーニング（軽・中程度），体操（家で，軽・中程度），ゴルフ（手引きカートを使って），カヌー
3.8	全身を使ったテレビゲーム（スポーツ・ダンス）
4.0	卓球，パワーヨガ，ラジオ体操第1
4.3	やや速歩（平地，やや速めに＝93m/分），ゴルフ（クラブを担いで運ぶ）
4.5	テニス（ダブルス）＊，水中歩行（中程度），ラジオ体操第2
4.8	水泳（ゆっくりとした背泳）
5.0	かなり速歩（平地，速く＝107m/分），野球，ソフトボール，サーフィン，バレエ（モダン，ジャズ）
5.3	水泳（ゆっくりとした平泳ぎ），スキー（ゆっくり），アクアビクス
5.5	バドミントン
6.0	ゆっくりとしたジョギング，ウェイトトレーニング（高強度，パワーリフティング，ボディビル），バスケットボール，水泳（のんびり泳ぐ）
6.5	山を登る（0～4.1kgの荷物を持って）
6.8	自転車エルゴメーター（90～100ワット）
7.0	ジョギング，サッカー，スキー（速く），スケート，ハンドボール＊
7.3	エアロビクス，テニス（シングルス）＊，山を登る（約4.5～9.0kgの荷物を持って）
8.0	サイクリング（約20km/時）
8.3	ランニング（134m/分），水泳（クロール，ふつうの速さ，46m/分未満），ラグビー＊
9.0	ランニング（139m/分）
9.8	ランニング（161m/分）
10.0	水泳（クロール，速い，69m/分）
10.3	武道・武術（柔道，柔術，空手，キックボクシング，テコンドー）
11.0	ランニング（188m/分），自転車エルゴメータ（161～200ワット）
メッツ	3メッツ未満の運動の例
2.3	ストレッチング，全身を使ったテレビゲーム（バランス運動，ヨガ）
2.5	ヨガ，ビリヤード
2.8	座って行うラジオ体操

出典：厚生労働科学研究費補助金（循環器疾患・糖尿病等生活習慣病対策総合研究事業）「健康づくりのための運動基準2006改定のためのシステマティックレビュー」（研究代表者：宮地元彦）

（6）　身体活動の目安

　厚生労働省は，2013年に「健康づくりのための身体活動基準2013」を策定した（表2-4 (a)，(b)）。この中では，超高齢社会を踏まえて高齢者の基準も盛り込み，「ライフステージに応じた健康づくり」と「生活習慣病の重症化予防」，「運動だけでなく生活上での身体活動の重要性」を重視している。

　18〜64歳においては，身体活動（生活活動と運動）で3メッツ以上の身体活動を1日当たり合計60分間，かつ毎日実施することを推奨している。1週間では，合計23メッツ行うことに相当する（前述の通り3メッツではなく，3メッツ以上なので，その端数がプラスされる）。ちなみに，この3メッツの身体活動を1日合計60分間の歩数に換算すると，8,000〜10,000歩となる。

　65歳以上の高齢者においては，強度を問わず，身体活動を毎日40分間，1週間にすると280分間実施することを勧めている。1週間のメッツにすると10メッツ程度となる。

　さらに「＋10（プラス・テン）」と銘打って，年齢に関係なく（18歳未満も含む）。今の生活よりも10分多くからだを動かすことを求めるものである。国民全体として座位・安静時間を少しでも短くし，活動性を高める意図が理解できる。

　運動（運動・スポーツ）に関しては，18〜64歳までが対象で，別途，3メッツ以上の運動を毎週60分間実施することを掲げている（3メッツ以上なので，1週間で，おおよ

表2-4(a)　健康づくりのための身体活動基準2013（概要）

血糖・血圧・脂質に関する状況		身体活動（生活活動＋運動）*1		運動		体力（うち全身持久力）
健診結果が基準範囲内	65歳以上	強度を問わず，身体活動を毎日40分（＝10メッツ・時/週）	今より少しでも増やす（例えば10分多く歩く）*4	—	運動習慣をもつようにする（30分以上・週2日以上）*4	—
	18歳〜64歳	3メッツ以上の強度の身体活動*2を毎日60分（＝23メッツ・時/週）		3メッツ以上の強度の運動*3を毎週60分（＝4メッツ・時/週）		性・年代別に示した強度での運動を約3分間継続可能
	18歳未満	—		—		
血糖・血圧・脂質のいずれかが保健指導レベルの者		医療機関にかかっておらず，「身体活動リスクに関するスクリーニングシート」でリスクがないことを確認できれば，対象者が運動開始前・実施中に自ら体調確認ができるよう支援した上で，保健指導の一環としての運動指導を積極的に行う				
リスク重複者またはすぐに受診を要する者		生活習慣病患者が積極的に運動をする際には，安全面での配慮がより重要になるので，まずかかりつけの医師に相談する				

＊1　「身体活動」は，「生活活動」と「運動」に分けられる。このうち，生活活動とは，日常生活における労働，家事，通勤・通学などの身体活動を指す。また，運動とは，スポーツ等の，特に体力の維持・向上を目的として計画的・意図的に実施し，継続性のある身体活動を指す。
＊2　「3メッツ以上の強度の身体活動」とは，歩行またはそれと同等以上の身体活動
＊3　「3メッツ以上の強度の運動」とは，息が弾み汗をかく程度の運動
＊4　年齢別の基準とは別に，世代共通の方向性として示したもの

出典：厚生労働省「健康づくりのための身体活動基準」(2013)

表2-4(b)　性・年代別の全身持久力の基準

性・年齢	18〜39歳	40〜59歳	60〜69歳
男　性	11.0メッツ	10.0メッツ	9.0メッツ
女　性	9.5メッツ	8.5メッツ	7.5メッツ

出典：厚生労働省「健康づくりのための身体活動基準」(2013)

そ4メッツに相当する）。

　また，年齢に関係なく，1回30分以上の運動を週2日以上行うような運動習慣を定着させることも勧めている。これは，若年者も高齢者も，自分の好みで続けられそうな運動を見つけることの必要性を意味している。

　さらに体力向上，とくに全身持久力の向上に焦点を絞り，1回3分間以上続けるということで，性・年代別の目安のもとで一定以上の高い運動強度の運動実施も示されている（表2-4(a), (b)の基準値と，表2-3(a), (b)のメッツの種目一覧を合わせて確認すること）。

（7）　1日のエネルギー消費量の算出

　1日のエネルギー消費量を測定する方法は複数あるが，主要なものは二重標識水法（DLW：Doubly Labeled Water）と，タイムスタディ法である。

　DLW法は，水素と酸素の安定同位体である^{2}Hと^{18}Oを用い，2週間ぐらいの期間，生体試料（尿）を測定することで期間1日当たりのエネルギー消費量をかなり正確に測定できる。しかし，デメリットは一定期間を有することと，1日ごとの値（活動量が多い日と少ない日の差異など）が求められないこと，そして何より安定同位体が高価で研究レベルでは使用できても一般化が難しい点にある。

表2-5(a)　身体活動レベル別に見た活動内容と活動時間の代表例

	低い（Ⅰ）	ふつう（Ⅱ）	高い（Ⅲ）
身体活動レベル[*1]	1.5 (1.40〜1.60)	1.75 (1.60〜1.90)	2.0 (1.90〜2.20)
日常生活の内容[*2]	生活の大部分が座位で，静的な活動が中心の場合	座位中心の仕事だが，職場内での移動や立位での作業・接客等，通勤・買い物での歩行，家事，軽いスポーツ，のいずれかを含む場合	移動や立位の多い仕事への従事者，あるいは，スポーツ等余暇における活発な運動習慣をもっている場合
中程度の強度（3.0〜5.9メッツ）の身体活動1日当たりの合計時間（時間/日）[*3]	1.65	2.06	2.53
仕事での1日当たりの合計歩行時間（時間/日）[*3]	0.25	0.54	1

＊1　代表値（　）内はおよその範囲
＊2　Black, *et al.*, Iwasaki-Tanaka, *et al.* を参考に，身体活動レベル（PAL）に及ぼす仕事時間中の労作の影響が大きいことを考慮して作成
＊3　Iwasaki-Tanaka, *et al.* による。　　　　　　　　出典：厚生労働省「日本人の食事摂取基準」（2020年版）

　タイムスタディ法は，メッツの方法に基づき，1日の生活活動をすべて書き出して，メッツの式に入れて24時間分を計算するものと，身体活動レベル（PAL：Physical Activity Level）に1日の生活を置き換えて

　　　　「基礎代謝基準値*×体重× PAL」　　　（p.50表2-1参照）

から1日のエネルギー消費量を算出する方法がある。PALの基準を表2-5(a), (b)に示す。両者ともに，実験室や高価な機器を使用せずにエネルギー消費量を算出できるが，この

表2-5(b)　年齢階級別に見た身体活動レベルの群分け(男女共通)

身体活動レベル	Ⅰ (低い)	Ⅱ (ふつう)	Ⅲ (高い)
1〜2(歳)	—	1.35	—
3〜5(歳)	—	1.45	—
6〜7(歳)	1.35	1.55	1.75
8〜9(歳)	1.4	1.6	1.8
10〜11(歳)	1.45	1.65	1.85
12〜14(歳)	1.5	1.7	1.9
15〜17(歳)	1.55	1.75	1.95
18〜29(歳)	1.5	1.75	2
30〜49(歳)	1.5	1.75	2
50〜64(歳)	1.5	1.75	2
65〜74(歳)	1.45	1.7	1.95
75以上(歳)	1.4	1.65	—

出典：厚生労働省「日本人の食事摂取基準」(2020年版)

推定法に伴う誤差が大きいことがデメリットである。

　その他にも，実験室内に入って熱量を直接的に測定する「ヒューマン・カロリーメータ(メタボリック・チャンバー)法ともいう」や，呼気ガスを採取して間接的に熱量を測定する「ダグラスバック法」や「ブレス-バイ-ブレス法」がある。また，1軸(上下軸)あるいは3軸(上下軸，前後軸，左右軸)における加速度から算出する「加速度計法」，心拍変動から算出する「心拍数法」などがある。

　エネルギー摂取量と消費量は表裏一体の関係にあるので，自身の身体活動量を把握することは，より活動的な生活を送ったり，日々の食事摂取のあり方を考えるうえで，きわめて重要な知見となる。

確 認 問 題

1　エネルギー供給機構に関する記述である。誤っているのはどれか，1つ選べ。
- (1)　無酸素性エネルギー供給機構は ATP - CrP 系と乳酸系に2分類できる。
- (2)　ATP はアデノシン-3リン酸の略称である。
- (3)　有酸素性エネルギー供給機構では細胞質内でピルビン酸を取り込み TCA サイクルに入る。
- (4)　乳酸系で生成された乳酸は乳酸イオンと水素イオンに解離する。
- (5)　運動強度と時間によってエネルギー供給機構は自動的に動員される。

正解　(3)

- (1)　○　無酸素性エネルギー供給機構はこの2つのシステムによって構成されている。
- (2)　○　アデノシン-3リン酸を短く表記するときは ATP とする。
- (3)　×　ミトコンドリア内にピルビン酸を取り込む。
- (4)　○　乳酸系で生成された乳酸は乳酸イオンと水素イオンに分かれる。
- (5)　○　随意的ではなく，運動強度と時間に応じてオートマティックに，それぞれのエネルギー供給機構が動員されている。

2　エネルギー消費に関する記述である。正しいのはどれか，1つ選べ。
- (1)　メッツ(METs)は，身体活動時のエネルギー消費量を基礎代謝量で除して求める。
- (2)　身体活動レベル(PAL)は，2区分である。
- (3)　基礎代謝量は，18歳以降は一定となる。
- (4)　65歳以上の者は，強度を問わず身体活動を毎日40分間行うことが推奨される。
- (5)　18〜64歳の者は，3メッツ以上の強度の運動を毎週30分間行うことが推奨される。

正解　(4)

- (1)　×　メッツは安静時代謝で除して求める。
- (2)　×　3区分(低い，普通，高い)である。
- (3)　×　18歳以降は加齢とともに低下する。
- (4)　○　健康づくりのための身体活動基準2013に基づく。
- (5)　×　毎週60分間(＝4メッツ・時／週)である。

SECTION 2 | 運動時の栄養素

1　各種栄養素とその役割

栄養素は，糖質，脂質，たんぱく質，ミネラル(無機質)，ビタミンに大きく分けられ，これらを五大栄養素という。

各栄養素の働きは，次の3つに分けられる。

熱量素：体内で酸化分解(燃焼)してエネルギーをつくる栄養素で，糖質(Carbohydrate：4 kcal/g)，脂質(Fat & Oil：9 kcal/g)，たんぱく質(Protein：4 kcal/g)を三大栄養素(熱量素)という。

構成素：からだを構成する栄養素で，たんぱく質(筋肉)，ミネラル：カルシウム(骨)，鉄(赤血球)などがある。

調整素：からだの調子を整える栄養素で，ビタミン：水溶性(B_1, B_2, Cなど)，脂溶性(A，D，Kなど)，ミネラル：カルシウム(血液凝固，神経伝達)，カリウム(神経伝達)などがある。

その他：食物繊維(腸内環境を保つ)，水(細胞の形状を保ち，代謝に関与する)が含まれる。

2　運動時の栄養素の動態

運動や活動時のエネルギー源は，主に脂質と糖質である。利用の度合いは，運動時間や運動強度によって異なる。

図2-4に示すように運動継続が数時間も行える最大酸素摂取量の40～70%ほどの運動では，最初のうちは糖質が主なエネルギー源となる。15～20分経過すると，糖質と脂質の利用割合が，ほぼ半分になる。それ以後は，脂質由来のエネルギーが増してくる。

その理由は，下記の化学反応式の通りである。

糖質(例：グルコース)　　　$C_6H_{12}O_6$ + $6O_2$ $\longrightarrow$ $6H_2O$ + $6CO_2$

脂質(例：トリパルミチン)　$C_{51}H_{98}O_6$ + $72.5O_2$ $\longrightarrow$ $51H_2O$ + $49CO_2$

脂質は糖質に比べ，約12倍の酸素を体内に取り込む必要があり時間がかかる。体脂肪を減らす減量時には，中強度の運動が勧められる所以である。

また，図2-5に示すように，運動強度が増すと糖質の利用が高まる。

両者の燃焼状況は

$$呼吸商(呼吸比)RQ^* = \frac{(排出した CO_2)}{(消費した O_2)}$$ 　*RQ : respiratory quotient

により，知ることができる。

具体的には，運動中の呼気を集め，二酸化炭素濃度と酸素濃度を測り，標準的な空気の二酸化炭素(0.03%)，および酸素濃度(20.93%)から求めることができる。

以上，運動時の糖質，および脂質の利用状況である。

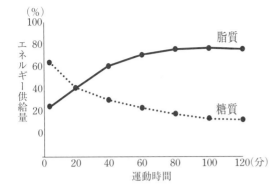

図2-4 有酸素運動時のエネルギー供給源の変化

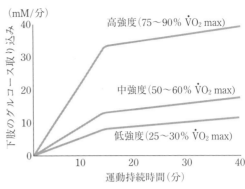

図2-5 下肢のグルコース取り込みに対するサイクリング強度と持続時間

出典：McArdle, *et al.* (2007)

 もっと知りたい！ 正確な脂質および糖質の燃焼状況を知る 非たんぱく質呼吸比 ━━━━━━━

　エネルギー源としてたんぱく質も関与しているので，その分を考慮した呼吸比が非たんぱく質性呼吸商（NPRQ：Non Protein Respiratory Quotient）である。測定された$\dot{V}O_2$と$\dot{V}CO_2$量からたんぱく質代謝由来の$\dot{V}O_2$と$\dot{V}CO_2$量を差し引き，糖質と脂質だけのRQを非たんぱく質性呼吸比（NPRQ）という。

　その手順は，①1時間当たりの尿中窒素量（Ng）を測定する。②呼気分析により，呼気中の1時間当たりの酸素消費量（$\dot{V}O_2$）および二酸化炭素産生量（$\dot{V}CO_2$）を測定する。③以下の式に当てはめ，非たんぱく質性呼吸商を求める。

　　排泄窒素量がNgであったときのNPRQは

$$NPRQ = \frac{\dot{V}CO_2(L) - Ng \times 4.75(L/Ng)}{\dot{V}O_2(L) - Ng \times 5.94(L/Ng)}$$

　例えば，1時間当たりの酸素消費量が20.1 L，同時に二酸化炭素産生量が17.1 L および尿中窒素排泄量が0.5 Ng であったとき　$\dfrac{(17.1 - 0.5 \times 4.75)}{(20.1 - 0.5 \times 5.94)} = 0.85$　となる。

　0.85の場合は糖質と脂質の燃焼比は糖質50.7%，脂質49.3%が求められる。

━━━━━━━━━━━━━━━━━━━━━━━━━━━━━━━━━━━━━ ＊＊＊

Column 🐸 なぜ動物は，脂肪でエネルギーを蓄えるか？

　脂肪と糖質の燃焼化学式を水の産生の点からみると，糖質に比べ，脂質は約8倍（＝49/6 ≒ 8.17）の水が産生される。脂質のエネルギー量は糖質の2倍以上（＝9/4＝2.25）となる。すなわち，産生エネルギー量，産生水分量から，コンパクトに多くのエネルギーを蓄えることができることがわかる。

　砂漠の船といわれる「ラクダ」のコブに，水だけの貯蔵であれば，のどの渇きの改善など，水分の補給には役立つが，歩き続けるためのエネルギーの貯蔵がないため，歩み続けることができない。

　ヒトにおいても「山で遭難者，無事に生還」とのニュースでも，女性の方が多いのも，体内貯蔵脂肪量が男性より多く，体脂肪が保温効果，高エネルギーをコンパクトに貯蔵，水分産生量が糖質より高い点が考えられる。

3 たんぱく質

(1) たんぱく質の特徴

　たんぱく質はアミノ酸が多数ペプチド結合して構成されている高分子化合物である。アミノ酸は20種類あり，このうち，人間の体内では合成されない，もしくは合成されても必要量に満たないものを不可欠（必須）アミノ酸といい，これらは飲食物から摂取して補う必要がある（表2-6）。

表2-6　不可欠アミノ酸と可欠アミノ酸

不可欠（必須）アミノ酸 （9種類）	バリン，ロイシン，イソロイシン，トリプトファン，フェニルアラニン，トレオニン，メチオニン，リシン，ヒスチジン
可欠（非必須）アミノ酸 （11種類）	グリシン，アラニン，セリン，アスパラギン酸，グルタミン酸，アスパラギン，グルタミン，アルギニン，システイン，チロシン，プロリン

　たんぱく質は生体を構成する物質であり，体重の12～15％を占める。骨格筋や靭帯，腱などの主な材料であることから，スポーツ選手には重要視される栄養素である。食事から摂取されたたんぱく質は体たんぱく質合成に利用されるほか，酵素，ホルモン，物質輸送体などの様々な機能的役割を果たす（表2-7）。

表2-7　たんぱく質のはたらき

役　割	たんぱく質の種類	働　き	例
機能的役割	酵素たんぱく質	生体内の化学反応を触媒する	アミラーゼ，ペプシン，トリプシン
	輸送たんぱく質	栄養素や酸素を輸送する	ヘモグロビン（酸素の運搬） リポたんぱく質（脂質の運搬） トランスフェリン（鉄の運搬） セルロプラスミン（鉄や銅の運搬）
	調節たんぱく質	生理機能の調整を行う	ペプチド性ホルモン（インスリン，成長ホルモン，カルモデュリン，グルカゴン）
	防御たんぱく質	生体防御を行う	免疫グロブリン，インターフェロン，フィブリノーゲン，プロトロンビン
構造的役割	収縮・運動たんぱく質	筋肉の収縮や細胞の運動を行う	アクチン，ミオシン，チューブリン
	構造たんぱく質	筋肉，骨，髪，毛，爪，結合組織などを構成する	コラーゲン（骨，結合組織など） エラスチン（靭帯など） ケラチン（毛，爪，皮膚など）
貯蔵の役割	貯蔵たんぱく質	たんぱく質や鉄を貯蔵する	アルブミン，カゼイン，フェリチン

出典：樋口満編著（2013）を一部改変

　たんぱく質は常に合成と分解が行われているため，体たんぱく質もつくり変えられている。ヒトのたんぱく質の半減期は，血清や肝臓たんぱく質は10日～15日，全組織たんぱく質は80日と組織によって分解速度が異なるが，最も大きな組織である骨格筋は180日であり，1年ですべて作り変えられることになる。それゆえ，長期にわたる摂取の注意が大切である。

　たんぱく質の合成は食事など，たんぱく質摂取により促進されるが，過剰に摂取して

も，たんぱく質やアミノ酸として体内に貯蔵されることはない。なぜならば，大量にたんぱく質を摂取すると，アミノ酸は酸化されて，窒素を含んだアミノ基は肝臓に運ばれ，無毒化されて尿中に排泄されるためである。残った炭素骨格は TCA サイクルに入り，ATP を合成してエネルギーの産生に利用される。すなわち，糖新生や脂質合成に利用されて体内にエネルギー源として貯蔵される。スポーツ選手は骨格筋を維持しようとしてたんぱく質を大量に摂取する傾向にあるが，たんぱく質を大量にとっても筋肉がつくられるのではなく，脂肪として蓄積されることになる。

（2）　運動時の体たんぱく質の分解と合成

　運動の中心となる骨格筋は，体たんぱく質の約半分を占めており，全身たんぱく質代謝の約1/4は筋たんぱく質代謝に由来する。骨格筋をはじめ，体たんぱく質代謝は活動状況により大きく変化する。一般に空腹状態や運動の刺激によって体たんぱく質の分解が亢進するが，食事を摂取することで合成が促進されるため，運動後の回復期の栄養補給は重要な意味をもつ。

　運動時には体たんぱく質合成が低下し，分解が上昇する異化状態となる。しかし，アミノ酸の酸化は運動強度と時間に比例するため，短時間の激しい運動では，たんぱく質の分解は多くない。

　例えば，レジスタンストレーニングを単回実施した場合，骨格筋中のたんぱく質の分解は活性化され，トレーニング終了後24時間程度この状態が続く。運動中の主なエネルギー源は血中グルコースや筋肉・肝臓のグリコーゲンの糖質と，血中遊離脂肪酸の脂質であるが，60分以上の長時間の激しいトレーニングの場合はアミノ酸をエネルギー源として利用するため，筋たんぱく質の分解が亢進する。一方，トレーニング終了後には筋たんぱく質の合成も同時に活性化し，分解よりも長く48時間程度継続することが明らかとなっている。このタイミングでの適切な栄養補給により筋肥大が生じる。

（3）　たんぱく質の摂取

　先述のように運動後は，体たんぱく質合成が促進されるため，栄養補給を行った場合，運動をしていないときと比較して筋たんぱく質の合成が著しく亢進することが知られている。そのため運動終了後，できるだけ早い時間帯にたんぱく質を補給することで，体たんぱく質合成に対する高い相乗効果が期待できる。

　そして，たんぱく質と同時に糖質を摂取すると，それぞれ別々に摂取したときよりもインスリン分泌が高まる。運動直後は，筋細胞のインスリン感受性が亢進しているため，筋への糖の取り込みが促進する。同時に，インスリンはアミノ酸の取り込みをも促進するため，たんぱく質合成を促進されれば，さらに，糖質の摂取によりグリコーゲン貯蔵量も増加するため，体たんぱく質の分解を抑制することにも役立つ。

　この糖質とたんぱく質の補給には，そのタイミングによっても筋たんぱく合成の効果が異なることが報告されている。たんぱく質と糖質を含んだ食品を運動直後に摂取させ

た場合と，運動3時間後に摂取した場合，および全く摂取しなかった場合の脚筋肉たんぱく質量を比較したところ，運動直後に摂取した群では運動3時間後に摂取した群に比べて有意にたんぱく質合成が促進された（図2-6）。一方，筋たんぱく質の分解は，たんぱく質と糖質の補給による違いはなかった。すなわち，運動直後に栄養補給することで，たんぱく質は合成が高まるが，運動3時間後に同じようにたんぱく質と糖質を摂取しても，筋たんぱく質の合成は期待できないことになる。そのため，運動後早めに栄養補給を行うことが重要である。たんぱく質の摂取量が多ければ多いほど効果が期待できるわけではない。

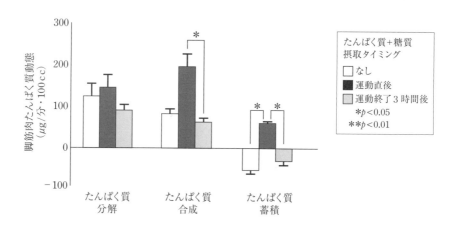

図2-6　運動後の糖質とたんぱく質の摂取タイミングの違いがたんぱく質代謝に及ぼす影響

出典：Levenhagen D K, *et al.*（2001）

（4）　たんぱく質の必要量

　アスリートのたんぱく質量について，スポーツ栄養に関するIOC（国際オリンピック委員会）の合意声明2010では，「たんぱく質は一般の人よりも多めに摂るようにするが，種々の食品で必要なエネルギーを摂っていれば，普通は必要量以上のたんぱく質が摂れる」としている。

　2016年に発表された米国栄養士会，米国スポーツ医学会，カナダスポーツ栄養学会の共同声明によると，アスリートや運動習慣のある人は，体重1kg当たり1.2〜2.0gのたんぱく質を必要としており，運動時間や競技特性によっても異なる。

　日本人の食事摂取基準2020年版では，成人のたんぱく質維持必要量を1日当たり0.66g/kgとWHO/FAO/UNUと同じ値としており，これに体重維持の利用効率90％および推奨量算定係数1.25を乗じた0.9g/kgを推奨量としている。

　国立科学センターでは，瞬発系種目では2.0g/kg，球技系種目1.75g/kg，持久系種目，およびその他の種目では1.5g/kgとして検討したところ，推定エネルギー必要量が少ない場合は炭水化物が不足するため，たんぱく質量が増すが，推定エネルギー必要量が多い場合は，炭水化物の必要な量が満たされている範囲内で，たんぱく質を2.0g/kg体重/日以内を健康面に注意しながら摂ることが考えられるとしている。

たんぱく質を摂取する際，体内で合成されない不可欠アミノ酸を適切に摂取する必要がある。ヒトが必要とする不可欠アミノ酸の理想的なパターンが，食品中にどの程度含まれているかを評価したものに「アミノ酸価」がある。これは9つの不可欠アミノ酸の含有量を数値化したもので，すべての不可欠アミノ酸が理想的なパターンを満たしていると，アミノ酸価は100となる。そして基準を満たしていないとき，最も不足している不可欠アミノ酸を第1制限アミノ酸という。肉，卵，牛乳，魚などの動物性たんぱく質はアミノ酸価が100であり，動物性食品が「良質のたんぱく質」といわれるのはこのためである。大豆や豆腐などの大豆製品も100である。一方，植物のアミノ酸価は米(93)や食パン(51)と穀類では低くなるが，穀類もたんぱく質を含んでいるため，食事は単一の食品だけを食べるのではなく，食品の組み合わせを考えて食べているので主菜や副菜を組み合わせることで，たんぱく質の質を向上させることが可能である。

 もっと知りたい！　プラネタリー・ヘルス・ダイエット

　2019年1月に，イギリスの医学誌「ランセット(Lancet)」に2050年頃に100億に達する世界の人口を支えるための「持続可能な食生活」に関する提言が掲載された。世界16か国，37名の科学者による10のキーメッセージであり，この中で「地球全体で赤身肉の消費量を半減させる」ことが提案されている。そうすることで，開発途上国の食糧事情を改善し，先進国では環境破壊を抑えて，心血管疾患などのリスクを減らせることが説明されている。

　「肉が筋肉をつくる」と考える人は多いが，たんぱく質は米にも含まれており，魚や大豆製品を組み合わせることでスポーツ選手にも十分な量のたんぱく質が摂取できる。和食の推進も「持続可能な食生活」の一つである。

＊＊＊

4　ミネラル

（1）　ミネラルとは

　ミネラルは，Ca(カルシウム)，K(カリウム)，Na(ナトリウム)，Cl(塩素)，Fe(鉄)など，無機質の総称であり，体重の約4%を占める。

　ミネラルは，骨や歯などの身体の構成成分，生体機能の調節，浸透圧の調節や神経や筋肉の興奮性の伝達，酵素やホルモンなど生理活性物質の成分となるなど，多種のはたらきを行っている。エネルギーの産生にも広く関わる栄養素であるため，運動との関連が多い。

（2）　運動時に主に必要なミネラルとその役割

　① Ca(カルシウム)　人体に最も多く存在するミネラルはカルシウムであり，体重の1〜2%を占める。その99%は骨や歯に存在し，残り1%は血液や組織液，細胞に含まれている。細胞や血中のカルシウムは主にイオンとして筋肉の収縮や神経刺激伝達，血液の凝固などに関与している。カルシウムの血中濃度は一定(約10 mg/dL)に保たれ

ており，低下すると貯蔵先の骨のカルシウムが失わ
れるため，骨粗鬆症が生じることもある。

日本人の食事摂取基準（2020年版）のカルシウム
の推奨量は表2-8に示す通り，成人よりも成長期の
児童生徒にその必要量が増すことがわかる。

② K（カリウム）　カリウムは細胞内液に存在し，
体液の浸透圧に影響を及ぼすミネラルである。主な
生理作用は浸透圧の維持，神経や筋肉の興奮伝導な
どである。カリウムはナトリウムの排泄を促す作用
もあるため，血圧低下作用も期待できる。

表2-8　カルシウムの推奨量（mg／日）

年齢（歳）	男　性	女　性
3〜5	600	550
6〜7	600	550
8〜9	650	750
10〜11	700	750
12〜14	1,000	800
15〜17	800	650
18〜29	800	650
30〜49	750	650
50〜64	750	650
65〜74	750	650
75以上	700	600

出典：厚生労働省「日本人の食事摂取基準」
（2020年版）より一部抜粋

カリウムは野菜や果物をはじめ，様々な食品に多
く含まれるため，多量の発汗や下痢，嘔吐，利尿剤の長期服用などがなければ欠乏症は
起こり難い。

③ Na（ナトリウム）とCl（塩素）　ナトリウムと塩素は塩化ナトリウム（NaCl）の形
で摂取され，細胞外液の浸透圧の維持，pHの調節などの役割を果たす。また，水分を
保持する作用があるため，ナトリウムの過剰摂取によりむくみが生じることがある。体
内ではNa^+とCl^-のイオンとして小腸から吸収され，大部分が尿中に排泄される。

日本人の食事摂取基準（2020年版）では，生活習慣病（高血圧予防など）の観点から，
食塩相当量として目標量が男性7.5g未満，女性6.5g未満と設定されており，むしろ過
剰摂取への留意が必要である。一方，発汗によりナトリウムが多量に失われるため，運
動選手では水分摂取と共にナトリウムの摂取への注意が必要である。

④ Fe（鉄）　鉄は成人で3〜4g程度存在する微量ミネラルである。その70％は血中
のヘモグロビン，3〜5％が筋肉中のミオグロビンに含まれている。血清鉄は0.1％以下
で，主に鉄輸送たんぱく質のトランスフェリンとなる。約1/4はフェリチンなどの貯蔵
鉄として肝臓や脾臓に貯蔵される。酸素を全身に運搬するため，運動時には多くのヘモ
グロビンが必要となる。そのため鉄が不足した状態は，鉄欠乏性貧血を呈し，競技力の
低下を招く。

5　ビタミン

（1）　ビタミンの意義

ビタミンとは，ミネラル同様に，微量だが生命維持に不可欠な有機物のことである。
生体内では合成できないか，合成できても必要量に満たないため，食品から摂取する必
要があるものをいう。その語源は，生命を意味する「vital」と，有機化合物の「amine」を
合わせたものとされている。

ビタミンはその性質から，水に溶解する水溶性ビタミンと，脂質に溶解する脂溶性ビ
タミンに分類される。

（2） 主なビタミンの種類と生理作用

代表的なビタミンの種類とはたらき，含まれる食品を表2-9，10に示す。

なお，脂溶性ビタミンは体内に保持されるため，過剰症も起こり得ることから，サプリメントなどの摂取には十分な注意が必要である。

水溶性ビタミンのほとんどがビタミンB群であり，これらはエネルギー産生などに関与するため，運動時には必要量が増す。またビタミンCは抗酸化作用をもつため，運動時に多く消費される栄養素である。

表2-9　脂溶性ビタミンの種類と機能

ビタミン名(化学名)	主な機能	欠乏症	主な給源
ビタミンA (レチノール)	成長促進，視覚の機能，生殖機能維持，免疫機能の維持，上皮組織の正常化	夜盲症，感染抵抗力の低下，角膜乾燥症，上皮組織の角化	レバー，うなぎ，緑黄色野菜
ビタミンD (カルシフェロール)	カルシウムとリンの吸収と代謝，骨形成，成長促進	くる病，骨軟化症，骨粗しょう症	魚類，干ししいたけ
ビタミンE (トコフェロール)	抗酸化作用	赤血球が溶血しやすくなる	うなぎ，ツナ缶，緑黄色野菜，植物油，アーモンド
ビタミンK (フィロキノン)	血液凝固因子プロトロンビンの合成，骨形成に関与するオステオカルシンの合成	血液凝固障害，骨形成障害	緑黄色野菜，納豆

表2-10　水溶性ビタミンの種類と機能

ビタミン名(化学名)	主な機能	欠乏症	主な給源
ビタミンB_1 (チアミン)	糖質代謝に関わる補酵素(TPP)の構成成分，分岐鎖アミノ酸の代謝に関与	脚気，ウェルニッケ脳症	豚肉，胚芽(米，小麦)，うなぎ，たらこ，大豆，エンドウ豆
ビタミンB_2 (リボフラビン)	補酵素FMN，FADの構成成分	口角炎，舌炎，皮膚炎	レバー，さんま，ぶり，納豆，卵，乳製品，モロヘイヤ，アーモンド
ナイアシン (ニコチン酸)	補酵素NAD，NADPとして酸化還元反応に関与	ペラグラ	レバー，マグロ・かつおなど魚類，鶏肉，きのこ，落花生
ビタミンB_6 (ピリドキシン，ピリドキサール，ピリドキサミン)	補酵素PLPとしてアミノ酸代謝，アミンの生成に関与	皮膚炎，口唇炎，口内炎	マグロ・かつおなど魚類，鶏肉，バナナ，にんにく
ビタミンB_{12} (コバラミン)	補酵素としてアミノ酸や糖質代謝に関与	悪性貧血	レバー，いわし丸干し，卵，チーズ，牡蠣・あさりなど貝類
葉酸 (プテロイルモノグルタミン酸)	核酸やアミノ酸代謝に関与，細胞や組織の修復に不可欠	巨赤芽球性貧血	レバー，ブロッコリー・ほうれん草など緑黄色野菜，いちご，マンゴー
パントテン酸	補酵素CoA(コエンザイムA)としてエネルギー代謝，脂肪酸の合成・分解に関与	食事からの不足は起こりにくい	レバー，鶏肉，子持ちガレイ・ししゃもなど魚類，卵，納豆，きのこ
ビオチン	ビオチン酵素の補酵素として糖新生・脂肪酸合成に関与	食事からの不足は起こりにくい	レバー，納豆，卵，ししゃも・マガレイなど魚類，アーモンド・落花生など種実類
ビタミンC (アスコルビン酸)	コラーゲンの合成，抗酸化作用，抗ストレス作用ホルモン(コルチゾール)の合成	壊血病	柑橘類，パプリカ・菜の花など野菜類，じゃがいも

6 水 分

（1） 水分の出納

　ヒトの細胞は水が主な構成成分であり，成人の場合は体重の約60％を占める。体水分量は年齢により変化し，乳児で最も多く，年齢とともにその割合は少なくなる。また，肥満など体脂肪の割合が大きいほど体水分の割合は小さくなるため，個人差が大きい。

　体内の水分量は通常一定に保たれており，1日当たり約2,500 mL の出納がある。入ってくる分は，食物，飲料水からで，さらに代謝水が産生される。一方，出ていく分は，尿中，便中，皮膚からの蒸散がある。さらに，運動などを行うと，汗などとして多くの排泄が認められる。これは気温や湿度，皮膚の面積などによって変わる。運動に伴う水分摂取への注意が重要である。呼気によりが水蒸気として失われるが，乾燥時や運動による換気量の増加に伴い損失量も増える。そのため，腎臓で尿量を調節することにより，体水分量のバランスを維持している（表2-11）。

表2-11　水分摂取・排泄量

摂取・産出量		排出量	
飲料水	1,300 mL	尿	1,500 mL
食　物	900 mL	便	100 mL
代　謝	300 mL	皮　膚	600 mL
		呼　気	300 mL
合　計	2,500 mL	合　計	2,500 mL

（2） 運動時の適切な水分補給

　水分は体温調節に非常に重要な役割をもつことから，練習中は発汗量に見合った水分補給が必要である。日本スポーツ協会では，表2-12のように運動強度と水分摂取の目安について示している。しかし，発汗量は環境によって異なり，また個人差も大きいため，練習前後に体重測定を行い，競技力を維持できるよう体重減少率を2％以内に抑えることが重要である。

　体重減少率は練習前後の体重に，摂取した水分量を加え，排尿量を差し引くことで計算できる。体重測定は着衣重量の影響がないよう練習前後でできるだけ同じ状態とし，排尿前後の体重差を尿量として計算することが望ましい。

$$（運動前体重（kg）-運動後体重（kg）+飲水量（mL）-尿量（mL））÷運動前体重（kg）×100$$

表2-12　運動の種類，運動強度と水分摂取量の目安

運動強度			水分摂取量の目安	
運動の種類	運動強度 （最大強度の％）	持続時間	競技前	競技中
トラック競技 バスケットボール サッカー　など	75〜100％	1時間以内	250〜500 mL	500〜1,000 mL/時間
マラソン 野球　など	50〜90％	1〜3時間	250〜500 mL	500〜1,000 mL/時間
ウルトラマラソン トライアスロン など	30〜70％	3時間以上	250〜500 mL	500〜1,000 mL/時間 必ず塩分も補給

出典：日本スポーツ協会編「スポーツ活動中の熱中症予防ガイドブック第3版」(2006)

7 食物繊維

（1） 食物繊維の定義

　　糖質と食物繊維とを合わせて炭水化物という。糖質はエネルギー源として体内で利用されるが，食物繊維は「ヒトの消化酵素で消化されない食品中の難消化性成分の総体」と定義され，水溶性食物繊維と不溶性食物繊維に分類される。

　　食物繊維の多い食品は咀しゃくに時間がかかるため，よく噛むことで唾液の分泌を促し，消化を助ける。胃では満腹感をもたらし，小腸では栄養素の吸収を遅らせる効果がある。

　　さらに大腸では，内容物の容積が増加するため，便通が整いやすくなる。

　　難消化性成分であるが，ヒトにとって，必要なものである。

（2） 水溶性食物繊維と不溶性食物繊維

　　水溶性食物繊維は野菜や果物に含まれるペクチンや，こんにゃくのグルコマンナン，こんぶのアルギン酸，寒天のアガロースなどがあげられる。これらは水を含むことで膨張して容積を増やす。

　　不溶性の食物繊維には，野菜等植物の細胞壁の主成分であるセルロースや野菜や未熟な果物に多く含まれるプロトペクチンなどがある。

　　いずれの食物繊維も乳がんや胃がん，大腸がんなどの予防や心筋梗塞，脳卒中，循環器疾患の発症予防など，生活習慣病の発症や死亡率との関連が明らかとなっている。

　　また，水溶性食物繊維には，血中コレステロールの低下作用も報告されている。

（3） 食物繊維の摂取

　　日本人の食事摂取基準(2020年版)では，18歳以上64歳未満の食物繊維の目標量を男性21g以上，女性18g以上と設定している。

　　食物繊維は野菜や海藻，いもなどに多く含まれているが，運動時に必要量が高まる栄養素ではないが，前述のように，消化器系の調整に必要であり，定量摂取が大切である。

　　一方，難消化性物質であるため，腸内ガスがたまりやすいので，緊張やストレスの増す試合時や練習前の大量摂取は勧められない。

確　認　問　題

健康運動指導士試験問題

1　栄養素の機能と代謝に関する記述である。正しいものの組み合わせはどれか。1つ選べ。
  a. 日本人（成人）の摂取する三大栄養素のエネルギー比率は脂質が最も多く，60％である。
  b. 標準的な成人の体組成は体重の約80％を水が占めている。
  c. ビタミン A, D, E, K は脂溶性ビタミンである。
  d. 糖質は4 kcal / g，脂質は9 kcal / g，たんぱく質は4 kcal / g のエネルギー源となる。

　　ア　a, b　　イ　b, c　　ウ　c, d　　エ　a, d

正解　ウ

a. ×　取り込む酸素が少なくても，すぐにエネルギー源となる糖質が一番多く，60％ほどである。
b. ×　体重の約60％が水分といわれる。
c. ○　水溶性ビタミンには，ビタミン B_1，B_2，B_6，B_{12}，ナイアシン，C などがある。
d. ○　日本人の食事摂取基準（2020年版）では，18〜49歳のエネルギー産生栄養素バランス（％エネルギー）は，男女とも，たんぱく質（P）：脂質（F）：炭水化物（C）（PFC 比）= 13〜20：20〜30：50〜65 としている。

管理栄養士第31回国家試験問題（第97問）

2　スポーツ選手の栄養に関する記述である。誤っているのはどれか。1つ選べ。
  （1）　持久型種目の選手では，炭水化物摂取が重要である。
  （2）　筋肉や骨づくりには，たんぱく質摂取が重要である。
  （3）　スポーツ貧血の予防には，ビタミン A 摂取が重要である。
  （4）　運動後の疲労回復には，早いタイミングでの栄養補給が重要である。
  （5）　熱中症予防では，運動中の水分と電解質の補給が重要である。

正解　（3）

（1）○　炭水化物摂取量と持久力には，正の相関関係がある。
（2）○　たんぱく質は筋肉の材料となる。また，骨は主に，カルシウムとコラーゲンで構成されている。コラーゲンはたんぱく質の仲間であり，骨の弾力性に関与する。
（3）×　血液成分の一つである赤血球内には，ヘモグロビンという鉄たんぱくがあり，不足した状況が貧血である。鉄分の摂取の方が重要である。
（4）○　運動によって減少した栄養素は早い時期の摂取が効果的である。
（5）○　汗の成分は水分と共に，Na（ナトリウム），K（カリウム）などのミネラルが含まれるので，補給が必要である。

参 考 文 献

<2章>

SECTION 1

麻見直美, 川中健太郎(編)：「栄養科学イラストレイテッド：運動生理学」羊土社(2019)

湊久美子, 寺田新(編)樋口満監修：「栄養・スポーツ系の運動生理学」南江堂(2018)

厚生労働省：「日本人の食事摂取基準」(2020年版), 「Ⅱ. 各論　1.エネルギー・栄養素」
　　https://www. mhlw. go. jp/file/05-Shingikai-10901000-Kenkoukyoku-Soumuka/0000083871. pdf

厚生労働省：健康づくりのための身体活動基準(2013)
　　https://www. mhlw. go. jp/stf/houdou/2r9852000002xple-att/2r9852000002xpqt. pdf

SECTION 2

上田伸男, 岸恭一, 塚原丘美編：「運動と栄養(健康づくりのための実践指導)」講談社(2013)

岸恭一, 上田伸男, 塚原丘美編：「運動生理学」講談社サイエンティフィク(2018)

上田伸男編：「動く, 食べる, 休む Science(健康づくりの生理学)」アイ・ケイコーポレーション(2015)

伊藤貞嘉, 佐々木敏監修：「日本人の食事摂取基準」(2020年版), 第一出版(2020)

小清水孝子, 柳沢香絵, 横田由香里：「スポーツ選手の栄養調査・サポート基準値策定及び評価に関するプロ
　　ジェクト」報告, 栄養学雑誌64：205-208(2006)

樋口満編著：「新版コンディショニングのスポーツ栄養学」市村出版(2013)

吉田勉, 石井孝彦, 篠田粧子：「新基礎栄養学第7版」医歯薬出版(2009)

Phillips SM, *et el.*, Mixed muscle protein synthesis and breakdown after resistance exercise in humans / *Am J Physiol* / 273: E99-107(1997).

Tarnopolsky MA, *et el.*, Evaluation of protein requirements for trained strength athletes. J / *Appl Physiol* / 73: 1986-1995(1992).

IOC　Consensus Statement on Sports Nutrition (2010)

文部科学省：「日本食品標準成分表」(2015年版)(七訂)アミノ酸成分表編.
　　https://www.mext.go.jp/a_menu/syokuhinseibun/1365450.htm

Healthy Diets From Sustainable Food Systems,
　　https://eatforum.org/content/uploads/2019/07/EAT-Lancet_Commission_Summary_Report.pdf

寺田新：「スポーツ栄養学　科学の基礎から「なぜ?」にこたえる」東京大学出版会(2018)

岡村浩嗣編著：「市民からアスリートまでのスポーツ栄養学」八千代出版株式会社(2012)

田口素子, 樋口満編著：「体育・スポーツ指導者と学生のためのスポーツ栄養学」市村出版(2014)

3章 | 運動の実践

1 有酸素運動と無酸素運動

（1） 筋収縮時のエネルギー供給

筋収縮に使われるエネルギーは，ATPがADPに分解されたときに発生する化学的エネルギーである。ところが，筋に貯蔵されているATPはわずか数秒の運動により枯渇する。それでも運動が継続できるのは，3つの機構によりADPがATPに再合成されるからである（図2-2 p.48）。

（2） 有酸素運動と無酸素運動

移動などの生活活動，ウオーキングやランニングなどの運動は，有酸素系によりエネルギーが供給されるため有酸素運動とよばれる。運動強度は低いが長時間の運動が可能である。それに対して，全力疾走，ジャンプ，重量挙げ，投てきなど，高強度の運動では，有酸素系によるエネルギー供給だけでは筋肉のATP需要が追いつかず，無酸素系のエネルギー供給が導入されるため，無酸素運動とよばれる。短時間であるが高強度の運動を行うことができる。

有酸素運動は，全身持久力の向上，体脂肪燃焼，体重の減少や糖・脂質代謝の改善，血圧の低下が期待されるため，生活習慣病の予防と治療に効果的である。

無酸素運動は，レジスタンス運動が代表的である。筋量や筋力の増大・維持に効果的であり，血糖値の低下や介護予防に有用である。また，レジスタンスト運動は有酸素運動と合わせて実施することが推奨される。近年，1回30分程度の組み合わせ運動で，効果的に糖尿病発症リスクを低下させることがわかってきた。なお，レジスタンス運動では，運動中の血圧上昇が起こりやすい。高血圧の人や高齢者では注意が必要であり，実施前の医師への相談が推奨される。

（3） 有酸素運動の実際

① **ウオーキング** ウオーキングは手軽に長時間継続できる有酸素運動であり，心肺機能（全身持久力）の向上，脂肪燃焼，生活習慣病の予防や改善，メンタルヘルス改善などの効果がある。ウオーキングの運動強度は，通常歩行で3METs，やや速歩は4.3METs，かなり速歩では5.0METsである（表2-3(a)，p.52）。効果を高めるには速歩が望ましい。さらに，体力のある若年者にとっては，平地歩行では強度が低すぎること

もある。そのため，強度を上げるには速度のほか，上り坂の角度を利用する歩行がある。

　②　ジョギング　ジョギングはウオーキングと違い，両足が地面から離れる時間があり，着地時に体重の2～3倍の負荷が足にかかる。ランニングとジョギングの違いは走る速さと運動強度であり，ジョギングはゆっくり走ることをいう。しかし，ジョギングの運動強度は7METs，ランニングは10.0METsであり，ともに高強度の運動に属する（表2-3(b)，p.53）。生活習慣病の治療や特定保健指導の対象者では，6METs以上の有酸素運動を行うには，医師のアドバイスを受けメディカルチェックを受診することが望ましい。ひざや足首にかかる負担が大きいことからスポーツ障害の発症の危険性がウオーキングに比べて特に，注意が必要である。

　③　エアロビクスダンス　エアロビクスダンスは，心肺機能の向上を目的としたダンスである。インストラクターの動きに合わせて音楽を流し，みんなで踊ることにより一体感が生まれ，一人でウオーキングやジョギングをするより楽しく継続できるメリットがある。運動強度がおよそ7.3METsと高いため，レッスンに参加する際には，自分の体力に合わせたクラスを選択し，決して無理をしないことが重要である。

　④　水中運動　水中では浮力，抵抗，水圧，水温の影響を受ける。

　浮　力：浮力により体重が減少し，腰まで水につかった場合で60％に，首まででは10％になる。これにより，腰やひざをはじめ下肢の関節の負担が軽減する。溺水には注意が必要であるが転倒によるけがが少ない。

　抵　抗：水の抵抗に反してからだを動かすことで筋力トレーニングが可能である。さらに，手指の広げ方，動作のスピード，器具の有無により水の抵抗をコントロールし，運動強度を変化させることができる。からだにかかる水の抵抗は，動かす速度の2乗に比例する。水の抵抗により俊敏な動きが制限される反面，関節や腰部に瞬間的な応力がかからない。

　水　圧：水中では水深1m当たり0.1気圧の水圧がかかる。首まで水につかった状態では，約40cmの深さにある肺では0.04気圧の圧力がかかるため，吸気時に努力呼吸が必要となる。また，水圧により四肢に貯留していた血液が心臓に還流するため，心機能の向上が見込まれる。静脈還流量の増加は，1回拍出量を増し，同じ心拍出量では心拍数が陸上に比べ減少する。

　水　温：水は空気に比べ20倍以上熱伝導率が高いため，水温が低い場合には熱放散が増し体温が低下しやすい。体温の低下により皮膚血管の収縮と代謝の亢進が起こる。

　水中運動は，腰やひざなどの負荷を軽減し，効果的に実施できる運動であり，肥満者や整形外科疾患をもつ者に推奨される。また，有酸素運動を基本としながら，水の抵抗によりレジスタンス運動の要素を取り入れた，複合的運動を行うことができる。

　水中ウオーキング：水中ウオーキングは，水泳のような技術を要せず，誰でも気軽に行える。浮力により身体への影響が軽減され，体重の負荷がかからず肥満者や腰痛，変形性関節症のある者の有酸素運動として適当である。水の抵抗により負荷は移動方向に対して水平にかかる。胸までの水深で行うと，浮力による体重軽減効果と水の抵抗によ

るトレーニング効果が高いが，循環器系疾患があり，水圧による静脈還流量増加による心臓への負担を高めたくない場合は剣状突起，あるいはみぞおち付近とした方がよい。水深が浅いほど地上での歩行に近づく。運動強度は上肢の振り方，手のひらの角度など水の抵抗を変えることで変化させる。

アクアビクス：音楽に合わせてエアロビクスダンスを水中で行う運動である。水中ウオーキングに比べ変化に富み，インストラクターの指導に合わせみんなと一緒に行うため，飽きることなく継続できる利点がある。有酸素運動であるが，動きは水中の抵抗を利用したレジスタンス運動を含む。

（4）　レジスタンス運動の実際

　　筋の活動様式は，等尺性（アイソメトリック）収縮，等張性（アイソトニック）収縮，等速性（アイソキネティック）収縮に分類される。等張性収縮は，短縮性（コンセントリック）収縮と伸張性（エキセントリック）収縮に分けられる。筋活動様式に合わせたトレーニングを，アイソメトリックトレーニング，コンセントリックトレーニング，エキセントリックトレーニング，アイソキネティックトレーニングとよぶ。

　　①　アイソメトリックトレーニング　関節を動かさずに，筋の長さを変えず，外観上の動きを変えないトレーニング法である。利点として，外傷の危険性が少なく，手軽に実施できることや，40％以上であれば，比較的低い強度でも収縮時間を伸ばすことでトレーニング効果が得られることなどがある。欠点は，循環器系に対する負荷が大きく，運動中に血圧が上昇しやすいので高血圧の人や中高年では注意が必要であること，トレーニング時と関節の角度が異なる場合の筋力向上がないこと，筋力は向上するが筋肥大が起こりにくいことなどがある。

　　②　アイソトニックトレーニング　自体重やバーベルなどの負荷を，一定の張力で上げ下げする方法である。動作により，筋が収縮しながら力を発揮するコンセントリック収縮と，筋の伸長に抗して力を発揮するエキセントリック収縮がある。腕ずもうや綱引きで勝っている方がコンセントリック収縮，負けている方がエキセントリック収縮を行っている。階段や登山では登りがコンセントリック収縮，下りがエキセントリック収縮である。エキセントリック収縮はコンセントリック収縮に比べ，トレーニング効果が高いが，筋肉痛が起こりやすく，障害が発生しやすいので注意が必要である。

　　③　アイソキネティックトレーニング　専用のマシンを使用し，関節の可動域すべてにわたり一定の負荷が加わる運動である。マシンが一定の速度で動く間，出来るだけ筋力を発揮し続けるトレーニング法である。いつでも力を緩めることで中止できるため安全であり，リハビリテーション目的で用いられる。また，全域にわたり最大筋力を発揮させる方法によりアスリートのトレーニング法として用いられる。欠点は高価な専用マシンを備えた施設でのみトレーニングが可能であること，加えた筋力に応じて抵抗が変わるため，トレーニング効果が個人の努力に影響される点などである。

2　最大酸素摂取量

（1）　酸素摂取量

体内に取り込まれる酸素量のことを酸素摂取量（$\dot{V}O_2$）といい，1分間当たりの絶対量（L/min）か絶対量を体重で割った値（mL/min/kg）で表示される。$\dot{V}O_2$はフィックの法則により，大動脈と大静脈の間の酸素量の違いである動静脈酸素較差に，心拍出量をかけて算出することができる（図3-1）。

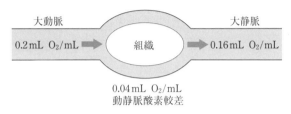

大動脈　　　　　　　　　　　　　　　　　大静脈

0.2mL O_2/mL　　　→　　　組織　　　→　　　0.16mL O_2/mL

0.04mL O_2/mL
動静脈酸素較差

図3-1　酸素摂取量の原理

酸素摂取量（$\dot{V}O_2$）〔mL/min〕
　＝心拍出量（Q）〔mL/min〕×動静脈酸素較差（$a-vO_2\ diff$）（mL/mL）
　＝1回拍出量（SV）〔mL〕×心拍数（HR）〔拍/min〕× 動静脈酸素較差（$a-vO_2\ diff$）〔mL/mL〕

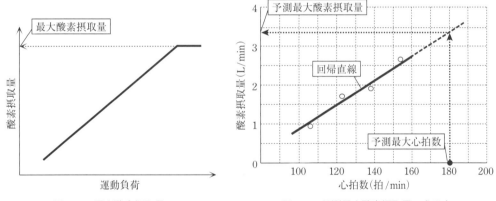

図3-2　最大酸素摂取量　　　　　　　　図3-3　予測最大酸素摂取量の求め方

運動強度の増加とともに$\dot{V}O_2$は増加するが，有酸素的エネルギー供給速度に限界があり，最大値を記録した後，頭打ち（レベリングオフ）になる。このときの$\dot{V}O_2$を最大酸素摂取量（$\dot{V}O_2$ max）という（図3-3）。このとき，フィックの法則で示される，一回拍出量，心拍数，動静脈酸素格差のそれぞれが最大値に達している。

$\dot{V}O_2$ max は最大負荷に達したテストで計測された最大の$\dot{V}O_2$である。以下の4条件のうち2つ以上が認められた場合，最大負荷に達したと判断される。①$\dot{V}O_2$のレベリングオフ，②呼吸交換比が1.15以上，③心拍数が最大予測心拍数と等しいか，それ以上，④血中乳酸濃度が8mM を超える。

最大下運動負荷試験では，得られた心拍数と酸素摂取量から回帰直線を求め，回帰曲線に予測最大心拍数を代入したとき得られる酸素摂取量が，予測最大酸素摂取量である

（図3-3）。この推定は3つの仮定に基づいている。①運動強度と$\dot{V}O_2$は正比例し，その関係は一定で個人間で変わらない。②ある強度以下では，運動強度と心拍数は比例する。③最大心拍数（HRmax）は年齢で一定であり個人間変動がない。

（2） 無酸素性作業閾値

　　運動強度が低い場合，解糖系で産生されたピルビン酸はすべて TCA サイクルで処理が可能であり血液中の乳酸は蓄積しない。ところが，運動強度が高い場合は TCA サイクルで処理しきれないピルビン酸が無酸素系代謝により乳酸に変化するため，血液中に乳酸が蓄積し始める。運動強度を徐々に上昇させたとき，無酸素運動が開始される強度を無酸素性作業閾値（AT：Anerobic Threshold）という。AT はランプ負荷中に一定間隔で採血を行い，血液中の乳酸濃度の上昇がみられる点を乳酸性閾値（LT：Lactate Threthold）で評価されるという。運動中の換気量が乳酸の蓄積により急増し，換気量増加のカーブが変曲する点，換気性閾値（VT：Ventilatory Threshold）で評価することもできる（図3-4）。

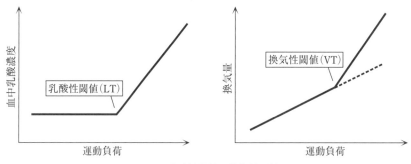

図3-4　乳酸性閾値と換気性閾値

３　運動処方の原則と流れ（メディカルチェックと運動負荷試験）

（1） メディカルチェック

　　メディカルチェックとは運動を前提とした総合的な健康診断である。以下にメディカルチェックの目的を示す

① 保有する病態や潜在的なリスクを評価し，医学的に運動が禁忌であるかどうかを判定する。

② 疾病や健康状態を反映させ，安全で効果的な運動処方を作成する。

③ 運動器（骨・関節・筋・腱など）を対象とした整形外科的診断を行い，スポーツ外傷・障害の予防に役立てる。

　　メディカルチェックには，主に①と②を目的とする内科的メディカルチェックと，②と③を目的とする整形外科的メディカルチェックがある。

　　ここでは主に内科的メディカルチェックについて述べる。

　　① **運動参加前の自己診断**　多くの人では運動を行うことによる心血管系疾患やスポーツ外傷・障害のリスクは高くないと考えられるが，リスクが高く，運動を行う前に医師への相談が推奨される人もいる。そのため，運動をはじめるにあたり，自分のリスクが

どのくらいであり，医師に相談すべきかどうかを自己診断できる問診票が作成されている。「健康づくりのための身体活動基準2013」では，保健指導の一環として身体活動に取り組む際に使用する，身体活動に関するスクリーニングシートが付属している。これは，カナダ運動生理学会による問診票（PAR-Q：Physical Activity Readiness Questionnaire）を参考に作成されたもので，主として心疾患に関してリスクが高く，医師に相談した方がよい人をスクリーニングすることを目的としている。

② メディカルチェックの内容　一般の健診と同様に問診，身体所見，臨床検査からなるが，必要に応じて運動負荷試験や体力テストを実施する。問診は既往歴，現病歴，症状など健康診断で用いる一般的な質問内容に加え，運動に伴う心血管系イベント発生の確率を評価するため，心血管系の症状や危険因子についても確認することが重要である。

③ メディカルチェックの検査項目　メディカルチェックにおける基本検査項目は，日本臨床スポーツ医学会学術委員会内科部会勧告の中で示されている。血液検査，生化学検査，尿検査，胸部エックス線検査，安静心電図など，一般的な健康診断項目に加え，状況により追加すべき検査が提示されている。運動負荷心電図に関しては，設備，費用，マンパワーなどの制約によりすべての対象で実施することができないため，安静心電図に異常が認められた例や，40歳以上の男性あるいは50歳以上の女性について，実施が推奨されている。

（2）　運動負荷試験

運動負荷試験は，実際に運動を行いながら運動中の自覚症状や心拍数，血圧，心電図，

表3-1　運動負荷試験の禁忌

絶対的禁忌	相対的禁忌
1. 強い心筋虚血，2日以内に発症した心筋梗塞，その他の急性心臓の異常を示す，ごく新しい安静時心電図の明らかな変化	1. 左冠動脈主幹部狭窄
2. 不安定狭心症	2. 中等症狭窄性心弁膜症
3. 自覚症状や血行動態の悪化を伴う治療が不十分な不整脈	3. 電解質異常（低 K 血症，低 Mg 血症など）
4. 重症症候性大動脈弁狭窄	4. 重症安静時高血圧（収縮期＞200 mmHg，拡張期＞110 mmHg のいずれかを満たす）
5. 治療が不十分な症候性心不全	5. 頻脈性不整脈または徐脈性不整脈
6. 急性肺塞栓または肺梗塞	6. 肥大型心筋症，およびその他の型の閉塞性流出路障害
7. 急性心筋炎，または心膜炎	7. 運動により悪化する神経筋疾患，筋骨格疾患，リウマチ性疾患
8. 解離性大動脈瘤（疑いを含む）	8. 高度房室ブロック
9. 発熱，身体の痛み，またはリンパ節腫脹を伴う急性全身感染症	9. 心室瘤
	10. 治療が不十分な代謝性疾患（糖尿病，甲状腺中毒，粘液水腫など）
	11. 慢性感染症（HIV 感染症など）
	12. 運動実施が不可能な精神的・身体的がい害

酸素摂取量（$\dot{V}O_2$）などを評価するものである。運動負荷試験の目的は，運動の可否の決定や，運動の強度や種類など，安全に実行できる運動の条件を設定することにある。また，持久力の体力評価も目的としている。

　運動負荷試験の適応：運動負荷心電図により冠動脈狭窄の有無を検討する際の感度，特異度はそれぞれ70％，75％前後とされているが，検査前確率の低い対象者では，陽性反応的中率が低く，偽陽性者の割合が高くなってしまう。したがって，心疾患や不整脈の既往歴や症状がある場合，冠動脈疾患の危険因子を複数個併せもつ場合など，問診や検査結果から必要性が判断される時のみに実施が推奨される。

　運動負荷試験の禁忌：運動負荷試験は被験者の状態によっては大きな危険を伴うことがあるため，実施に際して禁忌基準を確認する必要がある。表3-1に運動負荷試験の禁忌項目を示す。絶対的禁忌は，絶対に運動負荷試験を実施すべきではない基準，相対的危険は医師が検査による有益性が危険性を上回ると判断した時のみ実施を考慮する基準である。

　①　運動負荷の方法　運動負荷の方法には，単一の負荷を一定時間かける固定負荷，3分程度の一定時間ごとに負荷を増加させる段階負荷，連続的直線的に負荷を増加させるランプ負荷がある（図3-5）。

　固定負荷：マスター2段階負荷が代表的である。容易に実施できるが，負荷が約6.5 METs と固定であるため，被験者によっては，負荷が強すぎる場合があり安全性に劣る。

　段階負荷：低強度の負荷からはじめ徐々に負荷を増加させるため安全性に優れる。負荷装置はトレッドミル，または自転車エルゴメータが用いられる。運動中の心拍数，血圧，心電図，酸素摂取量などを連続測定しながら実施するのが一般的である。トレッドミルでよく用いられる Bruce 法の場合，負荷は最大で7段階であり，1段階ごとに2〜3 METs 運動強度が増加する。

　ランプ負荷：自転車エルゴメータで利用されることが多く，無酸素性作業閾値の決定に適している。自転車エルゴメータは転倒のリスクがなく，関節への負荷が少ないなどの利点があるが，動員筋肉の部位が下肢に限定されるため，下肢疲労で負荷試験が終了となる場合もあり，得られる最大酸素摂取量がトレッドミルに比べ10％程度低くなることが多い。

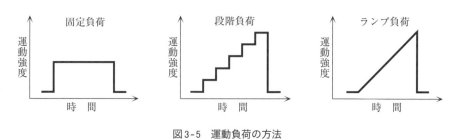

図3-5　運動負荷の方法

　②　運動負荷試験の測定項目　運動負荷試験中，連続的に呼吸・循環系の機能を測定

する。測定項目は，酸素摂取量（V̇O₂），心電図と心拍数，血圧，主観的運動強度（RPE）である。

乳酸性作業閾値を測定する場合は，採血により血液中の乳酸値を測定する。

③　**最大運動負荷試験と最大下運動負荷試験**　最大運動負荷試験により正確な最大酸素摂取量や無酸素性作業閾値の測定が可能であり，無症候性冠動脈疾患の診断感度をあげることが可能である。しかし，最大負荷は被験者への負担が大きく危険を伴うことがあるため，循環器専門医療機関やスポーツ科学の専門施設などでのみ実施することができる。一般的には最大下運動負荷試験が行われる。最大下運動負荷試験では，あらかじめ目標心拍数で決められた最大下負荷に達した時点で運動負荷を中止する。目標心拍数は予測最大心拍数の85%とするのが一般的である。

④　**運動負荷試験の中止基準**　表3-2に臨床的運動負荷試験の中止基準を示した。絶対的基準はいかなる理由があっても中止すべき基準，相対的基準は虚血性心疾患の診断など，医師がメリットがデメリットを上回ると判断した場合にのみ継続する中止基準である。心電図や血圧などの測定項目にも注意が必要であるが，胸痛や呼吸困難などの症状が出現したときや被験者からの中止要求が出された場合，心電図や血圧が測定不能となった場合は中止しなければならない。

表3-2　運動負荷試験の中止基準

絶対的基準	相対的基準
1.　運動強度の増加にもかかわらず，収縮期血圧が10 mmHg 以上低下する場合（他の心筋虚血の徴候を伴う）	1.　運動強度の増加にもかかわらず，収縮期血圧が10 mmHg 以上低下する場合（他の心筋虚血の徴候を伴わない）
2.　かなり強い狭心症発作（狭心症スケール*³）	2.　ST または ORS の変化（2 mm 以上の水平，または下向型 この ST 低下，著明な軸偏位）
3.　神経系症状の増強（運動失調，めまい，ほぼ失神状態など）	3.　持続性心室頻拍以外の不整脈（多形性心室性期外収縮，3連心室性期外収縮，上室性頻拍，心ブロック。徐脈性不整脈）
4.　循環不全の徴候（チアノーゼ，皮膚蒼白）	4.　疲労，息切れ，喘鳴，下肢けいれん，跛行
5.　心電図，収縮期血圧の監視が技術的に困難となった場合	5.　心室頻拍と鑑別不可能な脚ブロック，または心室内電動遅延の出現
6.　被検者からの中止要求	6.　胸痛の増強
7.　持続性心室頻拍	7.　高血圧反応（収縮期血圧 250 mmHg 以上 and/or 拡張期血圧 115 mmHg 以上）
8.　異常 Q 波のない誘導（V1 と aVa を除く）における1 mm 以上の ST 上昇	

＊狭心症スケール　1.軽度でやっと感じる程度　　2.中等度で不快感を伴う
　　　　　　　　　3.かなり強く非常に不快　　　4.これまでに経験した中で最も耐え難く強烈な痛み

心電図の ST の計測：S 波が基線にもどる点を J 点と定義し，ST の下降は J 点の60〜80 msec 後で評価する。

運動時は心拍数が増加し波形の間隔が狭くなっているため60 msec 後で評価する。

ST の上昇の有無は J 点で評価する（図3-6）。

⑤　**運動負荷試験関連体力テスト**　持久力，筋力，柔軟性，俊敏性，平衡性などの体

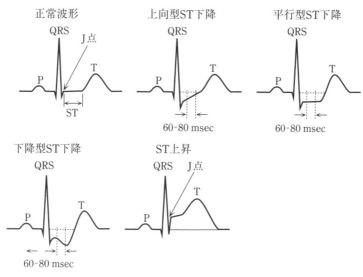

図3-6　運動負荷試験中にみられる心電図の ST‐T 変化

力を評価し，運動処方に反映するために体力テストが実施される。例として，握力，上体起こし，長座体前屈，反復横飛び，急歩，20 m シャトルラン，立ち幅跳び からなる文部科学省新体力テストや，握力，長座体前屈，全身反応時間，閉眼片足立ち，持久力テスト からなる中央労働災害防止協会運動機能検査などがある。

（3）　運動処方

　運動処方は，メディカルチェックと運動負荷試験，体力テストの結果を踏まえ，医師により作成・交付される。運動処方の内容は，運動の可否や実施条件，有酸素運動，レジスタンス運動，ウオーミングアップおよびクーリングダウンの処方からなる。

　運動処方に基づき運動プログラムが作成され，実践後に再評価を行い，処方の内容を検討する。

　① **有酸素運動の運動処方**　FITT の原則，運動の頻度（F：frequency），強度（I：intensity），持続時間（T：duration of time），種類（T：type of exercise）にのっとり運動処方を作成する。頻度・強度・持続時間の組み合わせにより運動量を規定することができる。

　運動の頻度：運動を含めた身体活動と動脈硬化性心血管疾患のリスクの間には量・反応曲線が示されており，運動の頻度を高めると効果が増すが，週3日を超える運動では体力改善の程度は減弱し，週5日で頭打ちになる。また，週5日を超える高強度の運動は障害の発生率を増加させる可能性が示唆されている。これらのことから，多くの成人に適した中等度から高強度の運動では，週3〜5日の運動が推奨される。

　運動の強度：平均的な体力レベルの人には中強度（最大酸素摂取量の50％，3〜5.9 METs）から高強度（最大酸素摂取量の60〜80％，6 METs 以上）の運動が推奨される。また，体力レベルの低い人には中強度の運動が推奨される。

　持続時間：低強度の運動は安全であるが，運動量を増加させるためには長時間行必要がある。高強度の運動は短時間で効果が得られるが，からだへの負担や事故に注意が必

要である。中強度の運動では30分程度，高強度の運動の場合20分程度が標準的である。

　運動処方の例：運動処方例を示す（表3-3）。強度については，運動習慣がない場合，体力レベルが低い場合，生活習慣病患者等では中強度（50% HRR）を，運動習慣があり体力レベルが高い者では高強度（60% HRR 以上）を選択する。時間は20〜30分，頻度は週3回から開始し，慣れてきたら時間や頻度を増す。

表3-3　有酸素運動の運動処方

年　代	中強度		高強度		時　間	頻　度	種　類
	50% HRR	RPE	60% HRR	RPE			
20代	133	13	145	14 - 15	20〜60分	3〜5 日/週	ウオーキング ジョギング バイク エアロビクス 水中運動　など
30代	128	13	139	14 - 15			
40代	123	13	133	14 - 15			
50代	118	13	127	14 - 15			
60代	113	13	121	14 - 15			

Column　疾患をもつ人の運動処方

　身体活動は心血管疾患，高血圧，脳卒中，骨粗しょう症，2型糖尿病，肥満，大腸がん，乳がん，精神疾患などを減少させ，身体活動量と抑制効果の間には量・反応曲線が成立する。

　したがって，高血圧，糖尿病，脂質異常症など様々な疾患のガイドラインでは運動療法が推奨されている。しかし疾患をもつ人は，運動により健康被害を発症するリスクが高いため，運動処方には配慮を要する。表3-4に代表的な疾患と運動処方について表した。メタボリックシンドロームは，内臓脂肪の減少のための運動量の目標が週10METs・時／週以上とされる。高血圧は運動中の血圧増加や運動後に及ぶ内因性昇圧系（レニンーアンジオテン

表3-4　疾病がある人の運動処方の注意点

	有酸素運動	レジスタンス運動	その他の注意事項
メタボリック シンドローム 特定保健指導	中強度 6 METs 以下 60分 5回/週		内臓脂肪の減少には10 METs・時/週の運動が推奨
高血圧	中強度（40〜60%強度） 30分 5回/週 ＊高強度（75%以上）は血圧上昇が顕著	血圧上昇を避けるため，息こらえや高強度の運動は禁止	中等度の有酸素運動を定期的にできれば毎日30分以上 血圧を測定し，180/100 mmHg以上の時は運動禁止 β遮断薬等使用時には心拍数は強度を反映しないため RPE を用いる
脂質異常症	中強度（50%強度） 30分 3日/週以上，できれば毎日		脂肪燃焼効果をねらい，50%程度の中強度で長い時間の運動が推奨される
糖尿病	中強度（50%強度） 150分間/週かそれ以上 3日/週以上，運動しない日が2日以上続かないように	筋肉量を増加し筋力増加効果があるレジスタンス運動を組み合わせる。 連続しない日程で週2〜3回	食後1〜2時間後が望ましい。インスリンやスルホニル尿素（SU）剤を用いている場合，低血糖に注意

シン系)の活性化を防ぐため高強度を避け，中強度の有酸素運動が推奨される。高強度や息こらえを伴うレジスタンス運動も推奨されない。糖尿病では中強度の有酸素運動とレジスタンス運動の併用が推奨される。運動中・運動後の低血糖を防ぐため，実施時期を食後1～2時間後にするほか，インスリン治療やスルホニル尿素(SU)剤を用いている場合，特に低血糖に注意が必要である。

② 運動強度の評価

心拍数による運動強度の評価(HRR(HR reserve)法)　カルボーネン(Karvonen)の方法ともよばれる。HRmaxから安静時心拍数を引いたHRRを求め，HRRに運動強度をかけた値に安静時心拍数を足し，目標心拍数を得る。最大酸素摂取量に対する%とHRRに対する%はほぼ等しいとみなされる。例えば最大酸素摂取量の50%はHRRの50%とほぼ等しい。HRRを求めるには正確な安静時心拍数を求める必要があり，被験者の状態によっては誤差を含むので注意が必要である。図3-7に20歳の被験者で安静時心拍数が70(拍/min)であった場合の50%HRRの求め方を示す。

主観的運動強度(RPE)　主観的運動強度は心拍数による運動強度の評価に比べ客観性に欠けるが，感覚により運動強度を数値として表す実用的な指標である。表3-5に示したボルグスケールが一般的に使用されており，数値に10をかけると心拍数とほぼ一致するように作成されている。ただし，年齢とともに最高心拍数や運動中の心拍数が低下するため，30歳代からはあてはまらない。高血圧患者でβブロッカーを服薬している場合など，心拍数が運動強度を反映しない場合には，RPEが運動強度の指標として適当である。

③ レジスタンス運動の運動処方

レジスタンス運動とは，筋力トレーニングのことであり，筋フィットネスの3要素，筋力，筋持久力，筋パワーを向上させる。レジスタンス運動は体力の向上や，生活習慣病，フレイルやロコモティブシンドロームの予防や治療を目的として行われる。

運動の頻度　レジスタンス運動では実施後の筋回復が重要であるため，同じ筋については48時間以上の間隔をあける必要がある。したがって，

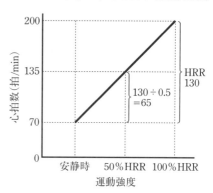

図3-7　HRR(HR reserve)の計算方法

HRmax ＝ 220 － 年齢
目標HR ＝(運動強度%)/100×(HRmax－安静時心拍数)＋安静時心拍数

20歳の被験者で安静時心拍数が70(拍/min)である場合
50%強度運動時の目標心拍数は
　HRmax ＝ 220 － 20 ＝ 200
　目標HR ＝(50/100)×(200－70)＋70
　＝ 135(拍/min)となる。

% HRmax 法
HRmaxに対する割合で運動強度を示す。
20歳の被験者の場合
70% HRmaxは
　HRmax ＝ 220 － 20 ＝ 200
　目標HR ＝(70/100)×200＝140(拍/min)
となる。

この場合の%強度は最大酸素摂取量に対する%強度と一致せず，運動強度が感覚的ではないので注意が必要である。

トレーニングの頻度は週2〜3回となる。

　運動の強度　レジスタンス運動の強度と最大反復回数（RM：Repetition Maximum）の間には負の相関がある。例えば，最大筋力を発揮した後は筋疲労のためしばらくその筋力が発揮できないため，最大筋力（最大挙上重量）を最大反復回数が1回，1RMと表現する。同様に80％強度では約8RMであり，8回挙上すると筋疲労に陥る。レジスタンス運動で筋肥大を目指す場合は，6〜12RM，筋持久力の向上を目指す場合は，13〜20RM以上でトレーニングを行う。高負荷のトレーニングや負荷挙上中の息こらえは，血圧を上昇させるため注意が必要である。負荷挙上中は息を吐きながら行うべきである。したがって，生活習慣病の治療や特定保健指導の対象者では，レジスタンス運動を行う前に医師に相談することが推奨される。

表3-5　主観的運動強度（RPE）：ボルグスケール

20		
19	Very very hard	非常にきつい
18		
17	Very hard	かなりきつい
16		
15	hard	きつい
14		
13	Fairly hard	ややきつい
12		
11	light	楽である
10		
9	Very light	かなり楽である
8		
7	Very very light	非常に楽である
6		

確　認　問　題

1　最大酸素摂取量に関する記述である。正しいのはどれか。1つ選べ。
- (1)　これより強い強度の運動はできない
- (2)　無酸素運動が開始される運動強度である
- (3)　心拍出量の最大値に影響される
- (4)　加齢により低下することはない
- (5)　最大下運動負荷試験で正確に測定可能である

正解　(3)

- (1)　×　短時間であれば，無酸素運動により最大酸素摂取量を超える強度の運動をすることができる。
- (2)　×　最大酸素摂取量以下の強度で無酸素運動が開始される。無酸素運動が開始される運動強度を無酸素性作業閾値(anerobic threshold: AT)という。
- (3)　○　最大酸素摂取量は心拍出量と動静脈酸素較差の積で求められる。また，心拍出量は1回拍出量と心拍数の積で求められる。したがってその最大値である最大酸素摂取量は心拍数の最大値によって影響される。
- (4)　×　最大酸素摂取量および最大心拍数は，加齢により低下する。
- (5)　×　最大下運動負荷試験ではあらかじめ目標心拍数で決められた最大下負荷に達した時点で運動負荷を中止し，推定で最大心拍数を求めるため，最大運動負荷試験に比べ正確性に劣る。

2　自転車エルゴメータを用いた運動負荷試験に関する記述である。正しいのはどれか。1つ選べ。
- (1)　体格や体力などで負荷を変更する必要がない。
- (2)　ほぼ全身の筋肉が動員される。
- (3)　無酸素性作業閾値を決定する用途には向かない。
- (4)　得られる最大酸素摂取量の値はトレッドミルに対して10％程度低くなることが多い。
- (5)　ランプ負荷が用いられることはまれである。

正解　(4)

- (1)　×　自転車エルゴメータは体格や体重によらない絶対負荷であるため，被験者の体格や体重により負荷を調節する必要がある。
- (2)　×　下肢の筋肉に限局した運動である。
- (3)　×　自転車エルゴメータはランプ負荷を用いて無酸素性作業閾値を決定する用途に適する
- (4)　○
- (5)　×　自転車エルゴメータはランプ負荷を用いて無酸素性作業閾値を決定する用途に適する

1　健康づくり概論（健康増進と運動）

（1）　身体活動の重要性

　2012年イギリスの医学雑誌「ランセット（Lancet）」の身体活動特集号において，世界の全死亡数の9.4％は身体活動不足が原因で，その影響力は肥満や喫煙に匹敵していることが示され，身体活動は健康づくりに欠かすことができない要素である。したがって，健康づくりのために個人が具体的に取り組むことのできる身体活動のガイドラインが必要であった。そこで，「健康づくりのための運動基準2006」が策定されたが，認知度を十分に高めることができなかった。その反省を活かし「健康づくりのための身体活動基準2013」に改定し，普及啓発されている。

（2）　身体活動が健康増進に及ぼす影響

　身体活動（physical activity）とは，安静にしている状態よりも多くのエネルギーを消費するすべての動作を示す。この身体活動は，日常生活での労働や家事，通勤や通学などの「生活活動」とスポーツ競技に必要な体力や健康に関係する体力の維持・向上を目的とした「運動」の2つに分けられる。

　日常の身体活動を増やすことで，メタボリックシンドロームを含めた循環器疾患・糖尿病・がんといった生活習慣病の発症を抑制し，これらを原因として生じる死亡リスクや加齢に伴う生活機能の低下や認知機能の低下をきたすリスクを軽減することができる。

　このことは，身体活動が平均寿命に対する健康寿命の延伸を促すことを意味しており，個人の身体活動に取り組む姿勢が，ひいては社会全体の健康増進に貢献することは明らかである。また身体活動に取り組むことで得られる効果は，将来的な疾病予防だけではなく，日常生活の気分転換やストレス解消に効果があり，メンタルヘルスを改善する一手法として有効である。さらに筋力トレーニングやストレッチングは，腰痛や肩こりなどの疼痛を改善する可能性があることや，中強度の運動によって風邪に罹患しにくくなるなどの身体的な不調の改善や予防に効果が見込まれ，活力のある日常生活を送ることができる。一方近年では，ボディメイクといった健康的な体型を日々のトレーニングによって獲得することで，自己効力感を高める効果もあることがわかっており，身体活動で得られる恩恵は多岐にわたる。

2　生活習慣病と運動

（1）　高血圧症と運動

　① 　高血圧と関連する要因　　高血圧（Hypertension）とは，収縮期血圧が140 mmHg以上，または拡張期血圧が90 mmHg以上，あるいはその両方である場合に診断される（表3-6）。日本の高血圧患者数は，国民の約3分の1に当たる約4,300万人と推定される。高

表3-6　成人における血圧値の分類

分　類	診察室血圧（mmHg）		
	収縮期血圧		拡張期血圧
正常血圧	＜120	かつ	＜80
正常高値血圧	120〜129	かつ	80
高値血圧	130〜139	かつ／または	80〜89
Ⅰ度高血圧	140〜159	かつ／または	90〜99
Ⅱ度高血圧	160〜179	かつ／または	100〜109
Ⅲ度高血圧	180	かつ／または	110
（孤立性）収縮期高血圧	140	かつ	90

血圧の90〜95％は原因となる疾患がつかめない本態性高血圧（Essential Hypertension）であり，残りの5％程度が，腎，副腎，その他に高血圧を起こす原因となる病変のある二次性高血圧である。

　本態性高血圧は食塩の過剰摂取，神経性因子（交感神経系の亢進），レニン-アンジオテンシン系，心拍出量の増大，末梢血管抵抗の増大，血管内皮機能などが関連して起こる。高血圧は薬物療法の他，生活習慣の修正による予防や改善が期待される。

　② **高血圧の運動療法**　高血圧治療ガイドライン2019では，生活習慣の修正の一つとして，適切な運動療法が強く推奨され，速歩，ステップ運動，スロージョギングなどの持久的な動的運動を，できれば毎日30分以上，または週に180分以上，実施することが奨励されている。

　原因となる疾患がつかめない本態性高血圧は，運動による降圧機序も多様であり，中枢性の要因として，安静時交感神経系活動水準の低下が考えられる。不活動は筋萎縮や毛細血管数を減少させるとともに，交感神経系の活動亢進，副交感神経系の活動抑制を生じさせる。一方，習慣的な運動や日常の身体活動量の増加は，安静時の副交感神経系の活動を亢進させ，交感神経系の活動を抑制させることから，習慣的な運動や身体活動量の増加による安静時の交感神経系の活動抑制が，末梢血管抵抗を減少させ，血圧を低下させると考えられる。また，末梢性の要因として，血管内皮機能の改善が考えられる。血管は自律神経系による神経性調節，ホルモンによる体液性調節，そして血管の内膜を構成する血管内皮細胞から産生されるエンドセリンや一酸化窒素（NO）などの物質による局所性調節により収縮や拡張が調節されている（図3-8）。この局所性調節のことを血管内皮機能という。定期的な有酸素性運動により，動脈伸展性が向上するが，血液中の血管収縮物質であるエンドセリンは減少し，血管拡張物質であるNOは増加することから，定期的な有酸素性運動による動脈伸展性の向上には，これらの物質が関

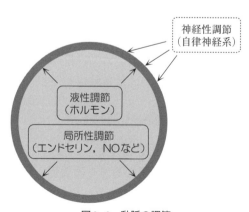

図3-8　動脈の調節

与している可能性がある。また，その他の要因として，トレーニングによる循環器系，特に血管系の適応が影響している可能性がある。持久的なトレーニングは，大動脈横断面積の増大や毛細血管網の発達を生じさせ，全身や活動筋への血液供給を増大させる。また，持久的なトレーニングは，動脈だけではなく，血液を貯留する機能を有する大静脈の横断面積も増大させる。これらの血管系の適応と，さらには全身の血漿量の減少などによる血液の通り道の拡大が，血圧に影響していると考えられる。

（2） 糖尿病，耐糖能異常，慢性腎臓病と運動

① **糖尿病** 血液中の糖分（血糖）が高くなりすぎて，尿中に排泄される疾患である。

通常，空腹時血糖は70～110mg/dLであり，食後であってもインスリンの作用により140mg/dLを越えることはない。

腎臓の糖排泄閾値は170mg/dL程度なので，血糖値がこれ以上になると再吸収が追いつかず尿中へ排泄されてしまう。これは，流しそうめんで過剰なそうめんを流されたとき，惜しくも食べきれない状況に似ている（図3-9）。つまり尿中に糖が排出されるということは，血液中の糖が過剰に存在している状態を意味する。

糖尿病は膵臓のβ細胞の破壊によるインスリンの欠乏をきたすⅠ型糖尿病と，インスリン分泌能の低下に過食・運動不足によるインスリン抵抗性（レセプターに問題がありインスリンが分泌されても効かない状態）が相まったⅡ型糖尿病の大きく2つに分けられる。特にⅡ型糖尿病が全糖尿病の9割を占めると考えられているため，現代人における糖尿病の発症は生活習慣が大きく関わっている。

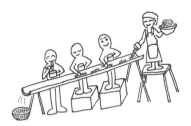

正常

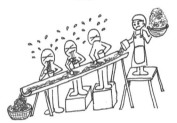

異常

図3-9 尿中に糖が排出されるのは流しそうめんに似ている

食べられる能力の範囲内でそうめんが流れてくれば，そうめんをすべて摂食できるが，多量に流れてくると摂食できない。余剰分は捨てられる。

② **高血糖が身体に及ぼす影響** 血糖が高いと高血糖そのものがインスリン分泌不全やインスリン抵抗性を増悪させる。また，身体が長期間糖に曝されると糖がたんぱくを変成させ，代謝異常や生体の様々な機能を低下させ，糖毒性という悪循環に陥る。したがって，約120日というヘモグロビンの寿命を利用して，たんぱくが糖に曝された期間を推し量る糖化ヘモグロビン（HbA1c）が糖尿病の指標となる。糖尿病は神経障害，網膜症，腎症の三大合併症に注意が必要であり，動脈硬化による虚血性心疾患，脳血管障害，閉塞性動脈硬化症など血管系にも重篤な合併症をもたらす。

③ **糖尿病と運動療法** 血糖値を上げるホルモンは，いくつかあるが，血糖値を下げるホルモンは主にインスリンである。

糖尿病になりインスリンの分泌が低下したり，インスリンレセプターの機能が低下し

てインスリンの効きがわるくなったりすると血糖値を下げるためには、糖の摂取を控えるか、運動によって糖を消費することに加えて、薬物療法やインスリンの投与を併用して治療していくことになる。なかでも運動療法は血糖改善、糖尿病予防に効果がある。

筋肉は運動を遂行するための運動器であるが、糖を消費する臓器という考え方もできる。筋を収縮させる運動療法は内臓脂肪を減少させ、インスリン抵抗性を改善させる。

また、運動を実施することで、筋肉での糖ならびに遊離脂肪酸（FFA）の利用が促進され、血糖値が改善される。したがって、食後に運動することは食後の良好な血糖コントロールに効果がある。

④　**糖代謝に運動がどのように貢献するか**　運動療法の目的は血糖の利用増加とインスリン感受性を改善させることである。

インスリンが血糖を下げるメカニズムは、インスリンが脂肪細胞や骨格筋細胞の細胞膜上のインスリンレセプターに結合することによって、細胞内の伝達物質を活性化させ最終的にグルコーストランスポーター4（GULT4）が細胞膜内から細胞膜へ移動してグルコースの通り道をつくることで糖の取り込みが促進される（図1-10 p.16参照）。この一連の流れが阻害されてしまい血糖値を下げることができなくなった状態が糖尿病である。

一方、運動は筋収縮によりAMPKを活性化し、インスリンとは別の経路でGLUT4を細胞膜へ移動させて糖の取り込みを促進させる。また、解糖系のエネルギー供給機構が糖を利用することはよく知られている。したがって、運動は糖を多く利用することとなり、糖尿病の改善に効果的である（図3-10）。

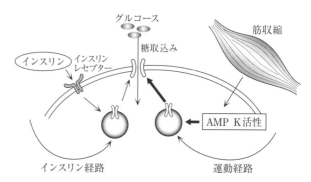

インスリンが作用して細胞膜に糖を取り込むゲートができる経路と筋収縮により糖を取り込むゲートができる経路がある。運動を実施することでインスリンが作用しなくても糖を取り込む経路がはたらくため、血糖値の低下がみられる。

図3-10　運動が糖尿病の改善に役立つ

⑤　**運動療法の適応と注意点**　健常者が糖尿病予防のために運動を実施することは大いに推奨したい。しかし、すでに糖尿病を発症している場合の運動療法にはきわめて注意が必要である。著しく血糖コントロールがわるい場合は、運動エネルギーを脂質代謝に依存してしまうことで、血中のケトン体の合成が増大して、ケトアシドーシスをもたらす危険性がある。また動脈硬化性疾患の合併症がある場合は、不整脈などを誘発する危険性があり、神経障害がある場合には、運動強度増加による自覚的な苦しさを感知できず、運動強度が過剰になることもある。また、腎症を悪化させ、急性腎不全をきたす可能性もあるので運動は禁忌とされる。したがって、糖尿病の有病者が運動を実施するには、メディカルチェックを必ず実施する必要がある。

（3）脂質異常症と運動

　①　**脂質異常症**　過剰な脂質の摂取や遺伝的な脂質代謝の異常により，血液中の LDL コレステロール（Low Density Lipoprotein cholesterol），トリグリセリド（中性脂肪）が一定の基準よりも高値を示し，HDL コレステロール（High Density Lipoprotein cholesterol）が低値を示す。また，ガイドラインの改定で加わった non-HDL コレステロール（non-HDL-C）は，総コレステロールから HDL コレステロールを引いた値が高値を示す（表3-7）。

表3-7　脂質異常症の診断基準（空腹時採血）

LDL コレステロール	140 mg/dL 以上	高 LDL コレステロール血症
	120 〜 139 mg/dL	境界域高コレステロール血症
HDL コレステロール	40 mg/dL 未満	低 HDL コレステロール血症
トリグリセリド	150 mg/dL 以上	高トリグリセリド血症
non-HDL コレステロール	170 mg/dL 以上	高 non-HDL コレステロール血症
	150 〜 169 mg/dL	境界域高 non-HDL コレステロール血症

出典：日本動脈硬化学会：「動脈硬化性疾患予防のための脂質異常症診療ガイド」（2018 年版）より作成

　LDL コレステロールは，血中を漂い活性酸素によって酸化され，酸化 LDL となり血管壁に沈着し傷つける。その酸化 LDL をマクロファージが取り込み，動脈の内皮細胞に浸潤することでアテロームを形成し動脈硬化へと進展する。したがって，LDL コレステロールは悪玉コレステロールとよばれる。一方，HDL コレステロールは，末梢組織の動脈硬化巣にて余分なコレステロールを抜き出し，肝臓へ戻して処理するため，善玉コレステロールとよばれる。

　LDL コレステロールが増えると動脈硬化の進行が速くなり，狭心症や心筋梗塞などの虚血性心疾患や脳梗塞などのリスクが高くなる。また，HDL コレステロールが低かったり，中性脂肪が増加したりすると動脈硬化性疾患の発症リスクが増加する。

　近年，ガイドラインの改定で加わった non-HDL コレステロールは，血中に潜んでいる LDL コレステロール以外のコレステロールを含んだ値であり，この値が高値を示す場合は，動脈硬化の危険因子として注意が必要である。

　②　**脂質異常症と運動**　動脈硬化に関わるリスクとしては，血液中の LDL コレステロールが多く，かつ酸化されることが問題となるため，活性酸素に対する生体内の防御メカニズムを高めることが重要となる。つまり，抗酸化作用のある体内酵素である SOD（superoxide dismutase）の活性を高めれば，LDL の酸化を防ぐことにつながり，動脈硬化の進展を抑制することができる。運動トレーニングは骨格筋や横隔膜の SOD 活性を高めることが知られており，運動が LDL コレステロールの酸化を防ぐ一要因と成り得る。また，運動は血中のトリグリセリドレベルを低下させ，HDL コレステロールを上昇させることが知られている。一方，LDL コレステロールは有酸素運動により変化がほとんどみられないという報告もあるが，長期にわたる定期的な有酸素運動は骨格筋のインスリン感受性を改善し，中性脂肪の分解を促進するリポたんぱくリパーゼ（LPL）の活性が高まることから，血中脂質レベルの低下が見込まれる。

（4）　虚血性心疾患と運動

①　心臓の機能　心臓は，血管へ血液を送り出すポンプの役割を担い，生涯にわたり働き続ける。1分間当たりの心臓の拍動数を心拍数（HR：Heart Rate）といい，安静時（成人）では60〜80拍/分程度であり，最大運動時には200拍/分を超えることもある。心臓の拍動は，洞房結節にはじまり，房室結節，ヒス束，左脚・右脚，プルキンエ線維に続く刺激伝導系によるものであるが，心収縮力の強弱や心拍数の増減を自律神経系が調節する（図3-11）。心筋への栄養血管を冠動脈（冠状動脈：Coronary Artery）といい，大動脈起始部から分岐する（図3-12）。

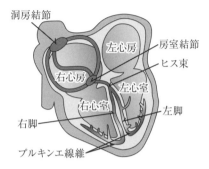

図3-11　心臓の刺激伝導系

心臓は全身に血液を送るとともに，心筋に対しても血液を送るが，心臓への血流は全身への血流とは異なり，心臓の拡張期に増加する。この栄養血管である冠動脈の粥状硬化（アテローム性動脈硬化）による狭窄などにより，心筋が酸素欠乏に陥り，心筋虚血が生じ，心機能が障害される様々な疾患を包括

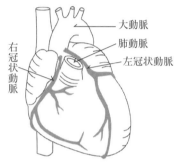

図3-12　心臓の構造

し，虚血性心疾患（IHD：Ischemic Heart Disease），または冠動脈疾患（CHD：Coronary Heart Disease）といい，狭心症や心筋梗塞に分類される。虚血性心疾患は，突然死の主な原因である。虚血性心疾患の発症予防や再発予防には，加齢，高血圧，糖尿病（耐糖能異常を含む），脂質異常症，喫煙など冠危険因子の是正が重要である。

②　虚血性心疾患に対する運動療法　運動療法には，最高心拍数もしくは最高酸素摂取量の40〜60％の運動強度，あるいは無酸素性作業閾値（AT：Anaerobic Threshold）レベルの運動強度での動的な有酸素運動が推奨される。運動療法による主たる効果は，運動耐容能の増加であり，結果として，日常労作の相対的運動強度が低下する。このことは，レジスタンストレーニング，いわゆる筋力トレーニングによる大筋群の筋力増大によっても生じる。運動療法による動作時の相対的運動強度の低下は，日常労作における呼吸困難や疲労感等を軽減させ，QOL（Quality of Life：生活の質）を改善する。慢性心不全では，活動筋と呼吸筋からの受容器反射の亢進や中枢の二酸化炭素感受性の亢進などにより，運動時の呼吸数が増加し，それに伴い分時換気量が増加する。さらに呼吸筋の筋力低下も加わり，より低強度での呼吸困難感が生じるが，運動療法による活動筋からの受容器反射の抑制や呼吸筋機能の改善により軽減する。

運動療法は心筋への血流を改善する。この機序として，アセチルコリンに対する血管収縮反応の改善，血管拡張に重要な役割を果たすアデノシンなどにより心臓の微小血管の拡張が促進されることが考えられる。また，継続的な運動により，血管新生が促進され，側副路形成による平行血管の増加も関係すると考えられる。

心血管疾患患者では，持続的な交感神経系の活動亢進が生じ，このことが，心不全の促進，重症不整脈の発生に影響すると考えられるが，運動療法や習慣的な運動は，安静時の交感神経系の活動亢進や副交感神経系の活動低下を抑制し，自律神経機能を改善すると考えられている。

（5）　呼吸器系疾患（COPD，運動誘発性喘息）と運動

　① 　**慢性閉塞性肺疾患**　COPD（Chronic Obstructive Pulmonary Disease）は慢性気管支炎や肺気腫とよばれてきた病気の総称であり，長期の喫煙によって生じる肺の炎症性疾患であり，喫煙習慣により中高齢者に発症する生活習慣病である。禁煙がきわめて重要な予防法であるが，近年では加齢による肺の老化も関係すると考えられており，肺機能低下を抑制するための運動が重要である。

　② 　**呼吸機能低下の予防**　肺は自力で膨らんだり縮んだりすることができないので，肺の柔軟性を確保するためには肺を覆っている胸郭をしっかり動かすことが重要である。すなわち，呼気時・吸気時にはたらく呼吸筋の活動低下は，必然的に呼吸機能の低下につながる。したがって，運動不足は大きな肺機能の低下要因である。また COPD の患者は選択的な遅筋線維の萎縮がみられることから，遅筋が大半を占める呼吸筋の萎縮による呼吸機能の低下を予防するためにも呼吸筋のトレーニングが重要である。さらに不安尺度と呼吸の回数との間には正の相関関係があり，呼吸回数が多い者は不安度が高いことが示されている（図3-13）。COPD による息苦しさからくる不安感は呼吸回数の増加につながり余計に深い呼吸ができなくなる。

　また習慣的な日常の姿勢が呼吸機能に影響を及ぼす可能性も示唆されているため，普段から胸郭をしっかり可動させる正しい姿勢を心がける必要がある。例えば，フォワードヘッド＆ラウンドショルダーにみられる猫背（円背）・巻き肩のような姿勢は，デスクワークが増えた現代社会において多くの人の日常的な姿勢になってきている。このような姿勢は胸郭の動きが制限される姿勢であり，物理的に深い呼吸ができない。したがって，浅い呼吸で回数を増やして換気量を確保しようとするが，それでは有効換気量が相対的に少なくなり効率のわるい呼吸となる。それによって生じる無意識的な呼吸困難感は，不安を助長するため，胸郭の可動が少ない姿勢は，メンタルヘルスの視点から

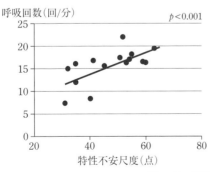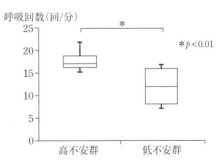

図3-13　不安尺度と呼吸数の関係

出典：Kato A, *et al.*（2017）

も健康を阻害する原因となる（図3-14）。

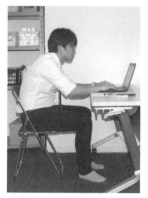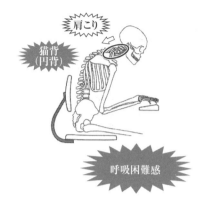

図3-14　浅い呼吸になりやすいフォワードヘッドとラウンドショルダー

　COPD の患者に対する呼吸リハビリテーションは，肺機能の改善のみならず，息苦しさを著しく改善させる効果があることが示されており，QOL が高まったという報告もあるため，COPD 患者の呼吸筋に対する積極的な運動療法は，きわめて効果が高いと考えられる。COPD にならないためには，禁煙と早期からの運動習慣が一番の予防対策である。

（6）　悪性新生物と運動

　①　悪性新生物（がん）　日本人の死因の第1位であり，約30％を占めているとされ，死亡率や寿命に大きな影響を与える疾患である。日本人のためのがん予防法において，日常生活を活動的にすることを推奨している。「歩行，またはそれと同等の以上の強度の身体活動を1日60分行う。また息がはずみ，汗をかく程度の運動を1週間に60分程度行う」ことを目標としている。国際的な評価としては，中等度から高強度の身体活動が大腸（結腸）がんのリスクを下げることは“確実”で，閉経後の乳がんや子宮体がんのリスクを下げることは，ほぼ確実であり，高強度の身体活動により閉経前乳がんのリスクが下がることは，ほぼ確実と評価されている（WCRF International / AICR）。日本人における身体活動に起因するがん罹患・死亡の割合はそれぞれ男性で0.3％・0.2％，女性で

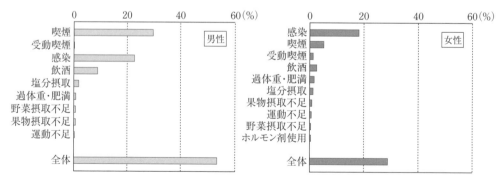

図3-15　日本人におけるがんの要因

出典：Inoue M, *et al.*, (2012) より作成

0.6%・0.4%と試算されている。また，がん罹患後におけるがんサバイバーのがんによる死亡に対して運動療法には予防効果があることが示されている。したがって，がん治療後のリハビリテーション期間を終えた後に，再発予防としての運動療法をどのように継続していくかということをがんサバイバー自身が求めているという実態もある。

② **運動によるNK細胞の活性**　一般的にがん細胞は，1日に約5,000個発生するとされるが，自己免疫作用によって，その増殖を抑制していることがよく知られている。体内でのがん細胞の発生機序は，細胞分裂時のエラー，発がん性物質の影響，活性酸素によるDNAの損傷などにより発生することがあげられる。発生したがん細胞は，自然免疫を担うNK（natural killer）細胞によって排除され，過剰な増殖を抑制することが可能である。したがってNK細胞の活性が低下するとがん細胞の増殖を抑えられなくなり，がん細胞が過剰に増殖してがんを発症するものと考えられている。そこでNK細胞を活性化させることが，がんの抑制に効果的であり，NK細胞を活性化させるのは運動により放出されるカテコールアミンやβエンドルフィンであるとされているため，運動はがんの抑制に効果があると考えられている。

③ **運動によるスーパーオキシドディスムターゼの活性**　また摂取した酸素の2%が活性酸素になるとされており，酸素摂取量が増加するような運動は，活性酸素による細胞のがん化が危惧される。しかし，運動を実施することによりスーパーオキシドディスムターゼ（SOD：Superoxide Dismutase）とよばれる活性酸素を分解する酵素の活性が高まることから，発がんを抑制しているとも考えられる。

しかし，あくまで運動は，がんを抑制する作用があるということで，必ずしも絶対的な予防策とはいえない。

（7）　認知症と運動

① **認知症予防と運動**　高い身体活動レベルと運動の習慣化によって，認知症予防が期待できるという知見が増加している。疫学的な視点からは，身体活動の高い高齢者は認知機能が維持されていることが示されている。また長期間にわたる縦断研究において，中年期に20〜30分の身体活動を少なくとも週2回継続的に実施している者は，認知症発症のリスクが低下することが報告されるなど，身体活動が認知機能にポジティブな変化をもたらすことが明らかになりつつある。

運動が認知機能に影響する知見としては，脳の代謝，循環機能の改善や神経伝達物質の増加があげられる。アルツハイマー型認知症患者や高齢者においては大脳皮質や海馬の脳血流の低下がみられるため，脳が正しくはたらくためには十分な血液が流れていることがきわめて重要である。中枢神経系におけるコリン作動性神経から放出されたアセチルコリンにより，大脳皮質や海馬など脳の血管が拡張して脳血流が増加することが知られている。この中枢神経系でのアセチルコリンの放出は，動物実験において適度な強度での運動により促進されることが報告されている。また運動中の脳血流量の増加量には閾値が存在し，その閾値は無酸素性作業閾値（AT：Anaerobic Threshold）よりも低強

度で現れることから，低強度から中強度にかけての運動が脳血流量の増加に有効であると考えられる。したがって，高齢者が認知症予防の運動を実施する際には，高強度の運動は必要ないため，安全に運動を遂行するうえでも理にかなっている。また，健常高齢者を対象とした有酸素運動の介入は認知機能や脳構造を改善することが報告されており，有酸素運動の継続的な実施は認知症予防に貢献する可能性がある。

　　②　運動が脳の活動を高めるメカニズム　随意運動は意思により大脳辺縁系から惹起される。大脳辺縁系からの信号は，大脳連合野に送られて適切な筋肉を動かすための運動プログラムが作成された後，運動野に送られる。ここから最終の運動指令が脊髄に伝達され，α運動ニューロンを介して筋肉を収縮することで目的とした運動が遂行される。

　一方，筋肉には張力を感知する筋紡錘，腱にはゴルジ腱器官が配置されており，筋紡錘からはIa群線維，ゴルジ腱器官からはIb群線維を介して運動プログラムのコピーが保存されている小脳へと情報が戻される。これにより目的とする運動を達成したかどうかを確認し，ずれが生じていれば，再び修正しながら目的の運動を遂行する。さらに上位中枢からは，γ運動ニューロンによる筋紡錘の感度の調節により微細な動きを実行する。つまり，運動中の脳は筋肉に命令するだけではなく，筋肉や腱からの情報を受けて微妙な修正を繰り返しているので，脳と神経のネットワークを活動電位が瞬時に駆け巡るこれをフィードバックという（図3-16）。

　このような運動時の神経活動により運動を実施すること自体が脳の活動を著しく高めるのである。

　したがって，習慣的な運動は脳の活動を向上させ，脳機能の低下を抑制し，認知症の予防につながることが推察される。

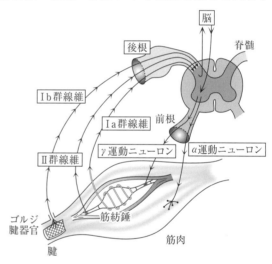

図3-16　随意運動と遂行された運動の誤差調節

出典：Inoue M, et al.(2012) より作成

3　運動と行動変容

（1）　運動の継続

　運動は健康づくり，生活習慣病の予防や改善に有用であり，身体だけではなく，精神などにも変化を及ぼすものではあるが，筋肥大や体脂肪量の減少など，客観的に評価できる成果がみられるまでには，ある程度の期間を要することから，継続の必要性が理解できる。「明日からがんばろう」というように，実行を先延ばしした経験のある者も少なくないであろうが，興味・関心の強いこと以外のことを始めることは難しい。しかし，続けることは，始めること以上に難しいといわれる。運動を継続することが難しい理由としては，運動を行う施設や場所までの往復時間を含めて，運動を行うために，特別に

時間を割かなければならないこと，汗をかく，筋肉痛になるなど，他の行動に比べて大きな努力や負担感を伴うこと，即効的でなく，体重や生化学的指標に顕著な効果が表れるまでに何か月も実践し続ける必要があることなどがあげられる。すなわち，自分の貴重な時間を割いて，辛く，時には痛みを伴いながら取り組んだにも関わらず，（目に見える）効果が小さい（ない）と感じることが，運動の中止につながるのである。生活習慣病は，食生活，運動習慣，休養，喫煙，飲酒などの生活習慣が，その発症・進行に関与する疾患群とされ，生活習慣を変えることなくしては，体重や血圧，生化学的指標の変化は生じず，生活習慣病の予防や改善にはつながらない。指導者は，「相手を変える」ために，対象者に応じた理論や手法を用いて，情報提供，指導，機会の提供など，対象者が継続し，目標を達成するためのはたらきかけを行わなければならない。

（2）　行動変容

　健康を維持・増進するために，不適切な行動を望ましいものに改善することを行動変容という。行動変容を支援するために様々な理論やモデルが存在するが，ある特定の理論や手法が，すべての対象者に対しても有益であるわけではなく，行動変容が生じない場合には，理論や手法が本来の適用方法に則って行われていたのか，また，対象者に合ったはたらきかけが行われていたのかを改めて考え直す必要がある。行動変容は，従来行われてきたような知識伝達型や指示型の指導ではなく，「始める」，「続ける」，「（中止による）逆戻りを予防する」ことに関して，意図的にはたらきかけを行うための「仕掛けづくり」であるといわれる。

　人が行動を変える場合，「無関心期（前熟考ステージ）」，「関心期（熟考ステージ）」，「準備期（準備ステージ）」，「実行期（実行ステージ）」，「維持期（維持ステージ）」の各ステージを通ると考えられるが，先のステージに進むためには，現時点のステージを把握し，それに合わせたはたらきかけをする必要がある。2013年に発表された「健康づくりのための身体活動指針（アクティブガイド）」は，「健康づくりのための身体活動基準2013」を達成するために，一般市民が理解しやすく，自らが実践しやすいようにまとめられたものであるが，身体活動や運動を増やすための気づきと行動変容のための工夫がされており，自身の身体活動状況や運動習慣のチェック（健康のための身体活動チェック）から，現在の自分が取り組むことができる内容が示されている。無関心期に位置する者は，現在，運動習慣を有さず，今後も運動をするつもりはない者であり，運動の実践をよびかけても行動変容は期待できないものであると考えられ，いかに理解しやすく，実践しやすいツールであったとしても，手にする可能性は低いであろう。運動を開始にするにあたって，その行動の開始を妨げるバリア要因として，知識不足やアクセス問題，身体の制御感覚および自信感の低下などがあげられる。無関心期の者には，まず「運動はきついので私にはできない」といった誤った思い込みを修正する，運動の敷居を下げる，効果的な説得をする，アクセス問題を解消する，対象者に応じた運動内容を推奨するなどにより，運動を開始するバリア要因を取り除くことから始める必要がある。また，

無関心期以外の者であっても，誰もが容易に継続できるわけではなく，数か月，数年と継続することは並大抵のことではない。前述の各ステージは，一方向に進むわけではなく，逆戻りすることもあり，スパイラル状に進むともいわれる。このような逆戻りに備えることや壁に当たった際に変更できるプログラムを準備しておくことも指導をするうえでは重要である。

（3）　生活習慣の改善を目指して

　不活動対策として，これまでは個人や小グループを対象とした介入が進められてきたが，これだけでは集団全体の身体活動レベルを上げることは難しく，効果的な介入を実施するためには，ヒトの行動に影響する個人内レベル（性，年齢，遺伝的要因など），個人間レベル（家族，友人など），組織レベル（学校，職場），地域レベル（建造環境，自然環境），政策レベル（法律，政策）といった多階層へのはたらきかけが必要であるとされている。健康日本21において個人へのアプローチによる生活習慣改善を目指すことのみでは目標が達成できなかったため，「健康日本21（第二次）」では，基本的な方向の一つに，健康を支え，守るための社会環境の整備が盛り込まれた。健康日本21（第二次）には，また，「健康に関心をもち，健康づくりに取り組みやすいよう，健康を支える環境を整備するとともに，時間的・精神的にゆとりのある生活の確保が困難な人や健康づくりに関心のない人なども含めて，社会全体が相互に支え合いながら，健康を守るための環境を整備することが必要である」と記された。健康日本21においては，個人が健康づくりに取り組むための環境整備を推進すると同時に，国や自治体は，様々な関係者（医療保険者，保健医療機関，マスメディア，企業，ボランティア団体など）と連携し，適切な情報提供などにより個人の活動を支援していくこととされたが，「健康日本21（第二次）」においては，「健康寿命をのばしましょう」をスローガンに，厚生労働省が，プロジェクトに参画する企業，団体，自治体と協力，連携しながら「スマート・ライフ・プロジェクト」を推進し，健康日本21（第二次）やアクティブガイド，＋10（プラステン）の普及，啓発を行っている。

　健康づくりを推進するためには，多職種や多機関が連携し，多階層にはたらきかけることが有用であると考えられるが，多角的なアプローチも必要である。例えば，人々の健康を増進させるには，健康づくりの専門家による対策だけではなく，他部門が実施する多様な政策の中にも可能性が含まれるとされ，都市計画や環境，経済の各部門で実施されている政策は，身体活動とは無関係であるように思われるが，結果として，健康づくりに資する政策が多い。近年，スマート・ベニュー®の概念に基づいたスポーツを核とした，まちづくりなど，スポーツを活用した事業が展開されている。これは，市街地の活性化や施設収益の改善を狙うものではあるが，それに加えて，健康づくりに資する地域コミュニティが構築されると考えられる。

Column 息苦しさは生き苦しい（上を向いて歩こう！）

　呼吸は意識的にも無意識的にもコントロールされている。呼吸を意識した時点で意識的な呼吸になるので，普段自分が無意識的に行っている呼吸かどうかを知ることはできない。呼吸には，生きるための代謝性呼吸，しゃべるための行動性呼吸，感情で変化する情動性呼吸の3つの中枢がある（図A）。したがって，情動と呼吸は相互に関係しており，怒りや不安のようなネガティブな感情は呼吸を浅く速くし，安心しているときは，深くゆっくりした呼吸になる。

　日常生活を送っていれば，よいこともわるいことも起こるものである。ネガティブなことがあったときにうつむいて下を向いてしまうと胸郭が拡がらず浅くて，速い呼吸になり，無意識的に呼吸困難を生じて余計に不安を助長してしまう。そんなときは，無理にでも胸郭を拡げて，しっかりと呼吸をすることである。つまり，落ち込んだときこそ上を向いて歩こう！上を向くということは，胸郭が自然と拡がるような姿勢になる。歩けばエネルギー代謝を上げ，肺にたくさんの空気を取り入れようと深い呼吸になり，呼吸リズムを変えることにつながる。こうして呼吸筋をしっかりと使うことで，呼吸筋からの情報が脳に対してポジティブな刺激となり，不安が軽減されるのである。また，何かが起こったときに背中を丸めて殻に閉じこもるのではなく，あえて胸郭をしっかり拡げて空気を取り込むという姿勢（格好）をとることで，自分を晒して堂々と生きる姿勢（生き方）につながり，ポジティブになれるのではないだろうか（図B）。

　健康への第一歩は，まず息苦しさを改善することである。人間関係や生活に生き苦しさを感じたら，自分の呼吸を少し確認しよう。他人との関係性を改善できるかもしれない。

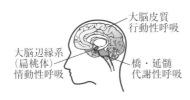

図A　呼吸中枢

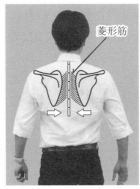

菱形筋の活動が低下すると肩甲骨が外へ開いて猫背（円背）になりフォワードヘッド＆ラウンドショルダーが助長される。

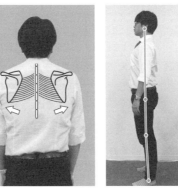

よい姿勢とは側方からみて，耳垂・肩峰・大転子・膝蓋骨後面・外果の前方5 cmの5指標が一直線上にあることが望ましい。

図B　肩甲骨を引き寄せて下げることで胸郭は拡がりやすくなる

確 認 問 題

3章　SECTION 2　疾病の予防と治療のための運動

1　身体活動に関する記述である。正しいのはどれか，1つ選べ。
　(1)　身体活動とは，スポーツ競技に必要な体力や健康に関係する体力の維持・向上を目的とした「運動」のことである。
　(2)　血管は自律神経系のみによって調節される。
　(3)　血糖値を上げる唯一のホルモンは，インスリンである。
　(4)　運動は，血中のトリグリセリドを低下させ，LDL コレステロールを上昇させる
　(5)　心筋への栄養血管を冠動脈といい，大動脈起始部から分岐する。

正解　(5)

　(1)　×　身体活動とは，安静にしている状態よりも多くのエネルギーを消費するすべての動作を示し，日常生活での労働や家事，通勤や通学などの「生活活動」とスポーツ競技に必要な体力や健康に関係する体力の維持・向上を目的とした「運動」の2つに分けられる。
　(2)　×　血管は神経性調節，体液性調節，局所性調節により，調節される。
　(3)　×　血糖値を下げる唯一のホルモンは，インスリンである。
　(4)　×　運動は，血中のトリグリセリドを低下させ，HDL コレステロールを上昇させる。
　(5)　○　心臓は心筋でできており，冠動脈により血液供給される。この血管の狭窄等により，心筋への血流が遮断されると，心筋への酸素やエネルギー供給が断たれることになる。

2　疾病と運動に関する記述である。誤っているのはどれか，1つ選べ。
　(1)　慢性閉塞性肺疾患患者は，呼吸筋萎縮による呼吸機能の低下予防を目的とした呼吸筋のトレーニングが重要である。
　(2)　大腸（結腸がん）は運動によってリスクを減少させることができる。
　(3)　定期的な運動は認知症の予防に効果がある。
　(4)　運動は糖尿病の改善効果にほとんど影響を及ぼさない。
　(5)　運動は動脈硬化性疾患の発症リスクを低下させる。

正解　(4)

　(1)　○　COPD の患者は選択的な遅筋線維の萎縮がみられることから，遅筋が大半を占める呼吸筋のトレーニングが重要である。
　(2)　○　国際的な評価として，中等度から高強度の身体活動は，大腸（結腸）がん，閉経後乳がん，子宮体がんのリスクの低下に有効である。
　(3)　○　身体活動の高い高齢者の認知機能は維持されていることが，疫学的に示されている。
　(4)　×　筋収縮により AMP キナーゼを活性化し，インスリンとは別の経路で GLUT 4 を細胞膜へ移動させて糖の取り込みを促進させる効果があるため，糖尿病の改善に効果がある。
　(5)　○　運動は HDL コレステロールを上昇させ，抗酸化作用のある SOD の活性を高めるので LDL コレステロールの酸化を防ぎ，動脈硬化の進展を抑制する。

1 サルコペニア

（1） サルコペニアとは

　サルコペニアは，ギリシャ語が起源であり「sarco：筋肉」＋「penia：減少」の造語で，筋肉減少症と訳すことができるが，日本ではそのままサルコペニアということが多い。2010年にヨーロッパのワーキンググループが，2014年にはアジアのワーキンググループがサルコペニアの定義を定めている。すなわちサルコペニアとは，「加齢に伴って筋肉が減少する」病態であり，骨格筋量の低下とともに，握力や歩行速度の低下など機能的な側面を含む概念である。日本では，2017年にサルコペニア診療ガイドラインが策定された。

　サルコペニアの有病率は，研究者や対象者間でのばらつきがあるが，地域在住高齢者においては概ね10％前後と考えられる。サルコペニアになると，筋肉が減少していることから，転倒・骨折，入院，能力（日常生活動作）障害，死亡といった健康上有害な転帰をもたらす。筋力が低下しているので，つまずきやすくなったり，転倒しないように踏ん張ったりすることができず，骨折に至ってしまうことがあげられる。

　日常生活動作，とくにスムースな歩行ができなくなり，廃用性に拍車をかけて基礎疾患が悪化して入院したり，要介護状態に陥ることが延長線上にある。悪循環的に全身の機能が低下して死が早まることに繋がる（図3-17）。このように，サルコペニアは高齢者の生活の質 QOL に大きなダメージを与える。

　以前から高齢者において，サルコペニアの状態に陥っている人は大勢いたと考えられるが，介護・入院に関して，本人や家族，そして社会経済への負担を考慮すると，日本ではこの対応がますます重要になっていることが理解できる。

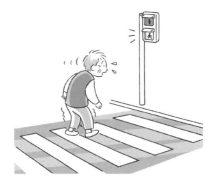

図3-17　筋肉量が減少し，
速く歩けなくなっている高齢者

（2） サルコペニアの要因と関連する基礎疾患

　サルコペニアに至る要因は複数あり，それらが重なるほど進行度が高まると考えられている。加齢に伴い，運動単位（1つのα運動ニューロンとその運動ニューロンが神経支配するすべての筋線維のことを称する。個々の筋線維は1個の運動ニューロンに支配されるが，個々の運動ニューロンは複数の筋線維を神経支配する）の減少，慢性炎症（老化により，筋肉の慢性的な炎症が続くことで生成される炎症性サイトカインが筋たんぱく質合成を阻害するトリガーになる），酸化ストレスの増大，筋サテライト細胞の減少，DNA の損傷，インスリン抵抗性，そして不活動（運動不足）と栄養不足などがあげられる。

　さらには，高齢者においては複数の基礎疾患を有していることが多く，それらの疾患

に起因してサルコペニアが生じているケースも多い。サルコペニア診療ガイドライン2017では，このような疾患に起因するものを二次性のサルコペニアと称している。具体的には，2型糖尿病，慢性閉塞性肺疾患（COPD），悪性腫瘍，慢性腎臓病，骨粗鬆症，関節リウマチ，変形性関節症などの疾患がある。

運動禁忌となる悪性腫瘍の一部を除き，列記されたほとんどすべての疾患には適度な運動が不可欠なわけだが，合わせてサルコペニアの予防や進行を緩やかにする点でも運動負荷が重要である（図3-18）。

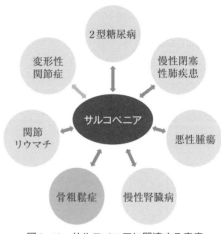

図3-18　サルコペニアに関連する疾病
出典：サルコペニア診療ガイドライン（2017）

（3）　骨格筋の変化の特徴

骨格筋は概ね40歳以降に緩やかに筋肉量が低下することが知られているが，その低減カーブをさらに上回って減少するのがサルコペニアともいえる。人の骨格筋は400種類あるが，とくに上肢よりも下肢で，かつ抗重力筋とよばれる部位の低下が著しい。抗重力筋とは文字通り，地上で重力に耐えながら直立二足歩行を続けるための必須の筋肉であり，四足動物から進化したためその役割は大きい。具体的には，大臀筋，中臀筋，大腰筋，大腿四頭筋，腹直筋，脊柱起立筋などで減少が著しい。

加齢に伴う筋線維の特徴として，筋線維数の減少と各筋線維の横断面積の減少の2つがある。サルコペニアでは，横断面積の著しい減少，つまり1個1個の筋線維が小さくなることが特異的である。高齢者のやせ細った骨格筋をイメージできるだろう。

また，筋線維における遅筋線維と速筋線維では，後者の萎縮の方が大きい。筋線維の肥大・修復に関与するサテライト細胞の減少に起因するものと考えられている。速筋線維が減少するとは，力強く，速く筋肉を収縮させる能力を低下させるので，サルコペニアの人は動作が緩慢で力強さを欠く，ということになる。

そこで，実際にどのくらいの能力低下があるとサルコペニアとなるのかを知ることは重要であり，その診断基準を述べる。

（4）　サルコペニアの診断

日本における診断においては，「サルコペニア診療ガイドライン2017」では，アジアのワーキンググループ（AWGS）の判定基準を推奨している（図3-19）。

最初のスクリーニング項目をみるとわかるように，日常生活動作，特に，しっかり歩けているか，手で物を握れるか，持てるかというシンプルな動作が高齢者における全身の筋量（筋力）を反映していると捉えることができる。

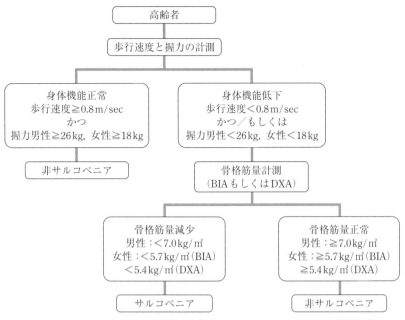

図3-19　アジアワーキンググループ(AWGS)によるサルコペニアの診断基準

2　フレイル

（1）　フレイルとは

　フレイル(frailty)とは，「要介護状態に至る前段階として位置づけられるが，身体的脆弱性のみならず精神・心理的脆弱性や社会的脆弱性などの多面的な問題を抱えやすく，自立障害や死亡を含む健康障害を招きやすいハイリスク状態を意味する。(日本老年医学会・国立長寿医療研究センター)」と定義されている。これらの脆弱性は，それぞれ「身体的フレイル」「精神・心理的フレイル」「社会的フレイル」と大別されている(図3-20)。

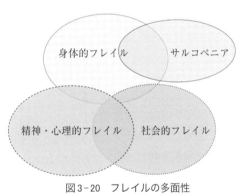

図3-20　フレイルの多面性
出典：荒井秀典「フレイルハンドブック」，ライフ・サイエンス(2016)

　身体的フレイルの類似病態としてサルコペニアがあるが，これは前述の通り筋肉量の減少を主体とした身体機能低下を表す限定的な概念で，この中核的な状態と位置づけられる。フレイルは，広い概念であり，加齢に関連した多次元な要因でもたらされる脆弱性を表す。また，身体的フレイルをひき起こす要因として，日本独自の概念，オーラルフレイルがある。これは口腔機能の脆弱状態を示し，残歯数の減少や咀しゃく機能の低下などによって身体的にフレイルにつながることが明らかになっている。

　精神・心理的フレイルは，記憶力の低下や気分的なうつ症状を呈した状態を示し，そのなかでも認知機能低下を伴うフレイルの一群を独立した概念として認知的フレイルとよぶようになってきている。

　社会的フレイルの定義は，独居，外出頻度の減少，友人の訪問の減少，家族との接触

の減少などの質問により，2つ以上問題が
ある場合に社会的フレイルとされる。

　フレイルの割合は，高齢者の約10％前
後と推計されている。フレイルになると，
転倒・骨折，手術後の合併症のリスク増大，
要介護状態，認知症，施設入所，死亡など
との関連が明らかである。また，生活習慣
病(2型糖尿病)や心臓疾患などの発症，ポ
リファーマシー(多剤服用)をひき起こす
とともに，反対にフレイルがその原因とも

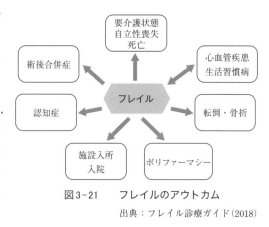

図3-21　フレイルのアウトカム
出典：フレイル診療ガイド(2018)

なり得る(図3-21)。フレイルは，このように基礎疾患の惹起や悪化，要介護状態の進
行など負の連鎖をもたらす重要な健康課題である。

(2)　フレイルの要因と関連する基礎疾患

　フレイルに至る要因としては，生活習慣因子(運動不足，栄養不足・偏食など)，身
体的因子(全身の疼痛，難聴，ポリファーマシー，ビタミンD不足など)，心理的因子(意
欲低下，抑うつなど)，環境因子(配偶者のフレイルなど)，基礎疾患(生活習慣病：糖
尿病，肥満，心血管疾患，慢性腎臓病など)など多数あげられている。これらが複合的
に関与することで，そのリスクはより高まると考えられる。

(3)　フレイルの診断と質問票

　フレイルの診断は国際的に統一され
たものはないが，CHS (Cardiovascular
Health Study)基準に基づいて，日本版
にアレンジされたJ-CHS (表3-8)が
用いられることが多い。これは，シン
プルな5問から構成され，3つ以上該
当する場合にはフレイル，1〜2つ該
当する場合にはプレフレイルとなる。

　厚生労働省は2018年に「高齢者の特
性を踏まえた保健事業のガイドライ
ン」を公表し，フレイル予防を重点施
策としている。このなかで改定「後期

表3-8　日本版CHS基準

項　目	評価基準
体重減少	6か月で，2〜3kg以上の体重減少
筋力低下	握力：男性<26kg，女性<18kg
疲労感	(ここ2週間)訳もなく疲れたような感じがする
歩行速度	通常歩行速度<1.0m/秒
身体活動	①軽い運動・体操をしていますか？ ②定期的な運動・スポーツをしていますか？ 上記の2つのいずれにも「週に1回もしていない」と回答

3つ以上該当：フレイル，1〜2つ該当：プレフレイル
出典：厚生労働科学研究補助金(長寿医療研究開発費 平成27
　　年度 総括研究報告書)
　　「フレイルの進行に関わる要因に関する研究」(代表研究
　　者：佐竹昭介)

高齢者の質問票」(表3-9)がある。全国の地方自治体の事業中広く普及している。フレ
イルなどの高齢者の特性を踏まえて健康状態を総合的に把握するという目的から，10
類型で，15項目の設問からなる。これは総得点を算出するものではなく，それぞれの
項目の課題を抽出してどのような対応・指導をするかに役立てられる。実際にその解説

表3-9　後期高齢者の質問票

類型名	No.	質問文	回　答
1)健康状態	1	あなたの現在の健康状態はいかがですか	①よい　②まあよい ③ふつう　④あまりよくない　⑤よくない
2)心の健康状態	2	毎日の生活に満足していますか	①満足　②やや満足 ③やや不満　④不満
3)食習慣	3	1日3食きちんと食べていますか	①はい　②いいえ
4)口腔機能	4	半年前に比べて固いものが食べにくくなりましたか ＊さきいか，たくあんなど	①はい　②いいえ
	5	お茶や汁物などでむせることがありますか	①はい　②いいえ
5)体重変化	6	6か月間で2～3kg以上の体重減少がありましたか	①はい　②いいえ
6)運動・転倒	7	以前に比べて歩く速度が遅くなってきたと思いますか	①はい　②いいえ
	8	この1年に転んだことがありますか	①はい　②いいえ
	9	ウォーキングなどの運動を週に1回以上していますか	①はい　②いいえ
7)認知機能	10	周りの人から「いつも同じことを聞く」など物忘れがあるといわれていますか	①はい　②いいえ
	11	今日が何月何日かわからない時がありますか	①はい　②いいえ
8)喫　煙	12	あなたはたばこを吸いますか	①吸っている　②吸っていない　③やめた
9)社会参加	13	週に1回以上は外出していますか	①はい　②いいえ
	14	ふだんから家族や友人とつき合いがありますか	①はい　②いいえ
10)ソーシャルサポート	15	体調がわるいときに，身近に相談できる人がいますか	①はい　②いいえ

出典：厚生労働省，後期高齢者の質問票の解説と留意事項

書(個々の状態に対する，聞き取りのポイント，具体的な声かけ例，留意事項，対応方法と紹介先の例など)も厚生労働省から公表されている。

 もっと知りたい！　2つの合併率は？

　フレイルとサルコペニアの合併率は，診断方法・調査方法によっても異なるが10～30％程度だと考えられる。フレイルは低体重をイメージしやすいが，反対に肥満でからだが動かせずに，身体的フレイル，気分も落ち込むなどの精神・心理フレイル，また社会から孤立していくという社会的フレイルになっている人もいる。

　したがって，従来からの生活習慣病の対策も併せて推進することが重要であり，国が進める高齢者への対策は保健事業と介護予防事業が一体化することが不可欠である。

＊＊＊

サルコペニアとフレイルともに共通して必要な運動の基本は，レジスタンス運動である。その後の移動能力を維持し続けるためにも抗重力筋群への負荷がとくに重要となる。サルコペニアについては，運動単独では効果がないことがわかっており，同時に十分なたんぱく質やビタミンＤの摂取といった食事療法との併用が必要である。しかし，それ以外の運動要素にも配慮しながら無理なく実施する必要がある。

（1） レジスタンス運動

一般的に骨格筋の機能向上を目指す場合には１RM（Repetition Maximum）の70〜80％の負荷が必要と考えられているが，実際には高齢者では負荷が強すぎ，障害のリスクが高まるのと，きつすぎて持続性が乏しい点が問題である。最近では１RMが20％程度でも筋力増強の効果があるとする報告もあり，個別性を考慮して負荷量・回数・セット数を設定する必要がある。前述の高齢者の保健事業と介護予防の一体的な実施により，地方自治体の運動施設や民間スポーツクラブなどでは，個別性に配慮したマシーンやフリーウエイトでの運動処方が求められる。

一方，自ら手軽に実施できるのは，自重（自分の体重）を用いたレジスタンス運動であり，スクワットや椅子での立ち座り，階段のぼり（下りは関節を痛める可能性があるのでゆっくり行う），つま先やかかとの上げ・下げ，膝伸ばしなどでも十分効果は期待できる（図3-22）。安全に行うことが大前提なので，かなり緩やかに負荷を高めていくこと（漸増負荷）を忘れてはならない。

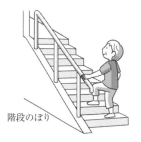

階段のぼり

抗重力筋全体への負荷

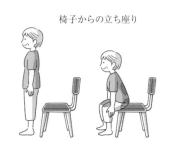

椅子からの立ち座り

大腿四頭筋・大臀筋・脊柱起立筋への負荷

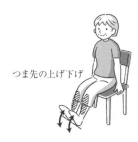

つま先の上げ下げ

前脛骨筋への負荷

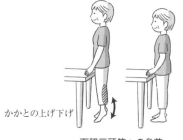

かかとの上げ下げ

下腿三頭筋への負荷

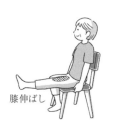

膝伸ばし

大腿四頭筋への負荷

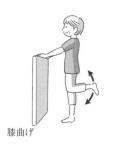

膝曲げ

ハムストリングスへの負荷

図3-24 自重によるレジスタンス運動の例

トレーニングの効果は，ある一定期間行えば長期間続くものではなく，デトレーニング（トレーニング休止）となると効果はしだいに消失する。したがって，無理のない範囲で継続することが最も重要である。また，フレイル・サルコペニアいずれにしても，まだそれに至っていない健康な人ほど，あるいは軽度な人ほど効果が表れやすいが，進行して重度になるほど効果は出にくくなる。早期の予防が必要である。

（2） 高齢者における運動処方の基本（表3-10）

フレイル・サルコペニア予防には，レジスタンス運動が中心的役割を担うことは確かだが，「健康づくりのための運動指針2013」でも触れられているように，有酸素性運動も生活習慣病の予防において重要である。糖尿病，脂質代謝異常，高血圧，肥満などにおいては，ある一定時間続けて運動する有酸素性運動が不可欠である。多くの高齢者はこうした基礎疾患を合併するリスクが高いことからも，ウオーキングやゆっくりとしたジョギング，水中運動などが推奨される運動である。また，加齢とともに，バランス能力も低下して転倒しやすくなることから，動的なバランス運動（前後左右へのステップや，細い線上でのつぎ足歩行など）も合間に組み合わせて行うことが望まれる。関節可動域も徐々に狭くなることから，静的なストレッチングを行うことも重要である。タイミングとしては，ウオーキングしてからだが温まってからとか，朝起きたときとお風呂上りなど，実施しやすい時間帯に習慣づけるとよい。

また，たまには友人や仲間など，集団でゲーム的要素やレクリエーション要素を含む運動を行うことも転倒予防，そして何より精神・心理面の観点から重要である。頭を使いながらからだを動かすようなデュアルタスク（二重課題）の運動は，認知機能の維持や転倒予防に効果があることが明らかになっている。集団での良さは，楽しさが増し，成功しても失敗しても笑ったり，励まし合ったりでき，大きな効用がある。これは精神・心理的フレイルや社会的フレイルの予防にもつながるので，こうしたイベントや教室などの機会をみつけ参加することである。

表3-10　高齢者における運動処方の基本
（サルコペニア・フレイル予防を包括して）

主　眼	要点・期待される効果
個別性を考慮した運動の質と量	安全で効果的な実施
緩やかな漸増負荷	安全で継続性を維持
レジスタンス運動	筋肉量の維持と筋力増強
有酸素性運動	全身持久力の維持と生活習慣病の予防・改善
バランス運動	転倒の予防と歩行能力の維持
ストレッチング	関節可動域の維持， 骨・関節疾患の疼痛軽減
集団でのゲーム	コミュニケーションの促進，転倒の予防
レクリエーション的な運動	認知機能の維持

確 認 問 題

1　サルコペニアに関する記述である。誤っているのはどれか，1つ選べ。
　(1)　サルコペニアは加齢に伴って筋肉が減少する。
　(2)　サルコペニアにはウオーキングなどの有酸素性運動が有効である。
　(3)　サルコペニアの診断は歩行速度と握力が最初のスクリーニングとして用いられる。
　(4)　筋肉量の減少には運動単位の減少，サテライト細胞の減少などがあげられている。
　(5)　変形性関節症，2型糖尿病，骨粗鬆症などの疾患によってサルコペニアになる場合がある。

正解　(2)
　(1)　○　加齢により，さらに大きく筋肉が減少するのがサルコペニアの特徴である。
　(2)　×　レジスタンス運動（とくに抗重力筋群）が重要である。
　(3)　○　簡便にスクリーニングできることから，歩行速度と握力が使用されている。
　(4)　○　運動単位の減少とサテライト細胞の減少が筋肉量の減少の主な原因である。
　(5)　○　これらの疾患による活動性の低下は，サルコペニアのリスクを高める。

2　フレイルに関する記述である。正しいのはどれか，1つ選べ。
　(1)　要介護状態のことを別名フレイルという。
　(2)　フレイルはポリファーマシーの原因となるが，その逆は生じない。
　(3)　フレイル予防には保健事業と介護予防事業の一体的な取り組みが重要である。
　(4)　フレイル予防のための運動にはレジスタンス運動だけで十分である。
　(5)　レジスタンス運動には運動効果の永続性があるので推奨される。

正解　(3)
　(1)　×　フレイルは要介護状態に至る前段階として位置づけられる。
　(2)　×　ポリファーマシーによってフレイル状態になりうる。互いに要因になりうる。
　(3)　○　保健事業と介護予防事業ともに関連性があるため両軸からのサポートが必要である。
　(4)　×　有酸素性運動，ストレッチング，バランス運動など他の要素も包括的に運動処方に加える必要がある。
　(5)　×　デトレーニングになると効果は消失するので継続する必要がある。

SECTION 4 | 運動と女性

1 女性のライフステージと運動

近年女性アスリートの活躍はめざましい。2012年のロンドンオリンピックでは26競技すべてに女性アスリートが参加し，2016年のリオデジャネイロオリンピックへの日本人選手団の出場人数も男女でほぼ同数であった（男子174名，女子164名，ちなみに金メダル数は男子5個に対して女子では7個）。運動生理学の研究によって得られた知見は男性を対象としたものが多いが，このような女性アスリートの活躍や健康増進を目的とした女性のスポーツを支える運動生理学もある。

女性のライフステージを性機能の面から考えると，まず思春期前に初経（初潮）の発来があり，思春期以降に周期的な月経を有するようになる（性成熟期）。その後，およそ50歳で閉経する（この移行期を更年期とよぶ）。閉経以降は老年期とよばれる。

（1） 思春期前女性と運動

初経発来は12～13歳でみられるのが一般的であるが，女子アスリートでは初経発来の遅延が認められることが多い（図3-23）。初経発来の異常については，思春期早発症（10歳未満での発来），遅発月経（15歳以降の発来），思春期遅発症（15～18歳での未発来），原発性無月経（18歳以降での未発来）がある。このような初経発来遅延は早期（初経発来以前）よりトレーニングを開始した選

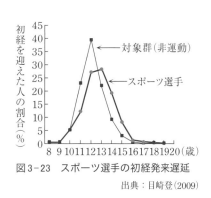

図3-23　スポーツ選手の初経発来遅延

出典：目崎登(2009)

手に多くみられることから，思春期前のトレーニングがストレスとして働いている可能性がある。したがって，思春期以前のトレーニング量に配慮が必要である。

（2） 思春期〜成熟期女性と運動

① 月経周期　思春期以降，性機能は急速に成熟し，月経は周期性をもつようになる。まず，月経（いわゆる生理であるが，“月経”が正しい医学用語である）について理解したい。月経とは「約1か月の間隔で起こり，限られた日数で自然に止まる子宮内膜からの周期的出血」と日本産婦人科学会では定義されている。月経周期において，視床下部−下垂体−卵巣系はそれぞれの分泌するホルモンが他の内分泌腺からのホルモンの分泌を相互に調節し合っている（図3-24）。

月経周期の期分けとして，月経中を月経期，月経終了から排卵までを卵胞期，排卵以降次の月経までを黄体期とよぶ。プロゲステロンの体温上昇作用により，黄体期の方が卵胞期よりも体温が高くなる（0.3～0.5℃程度）。基礎体温は婦人体温計を用いて起床時の体温を測定し，二相性を有するかで排卵の有無を確認することができる。

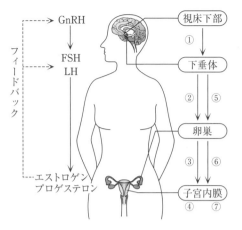

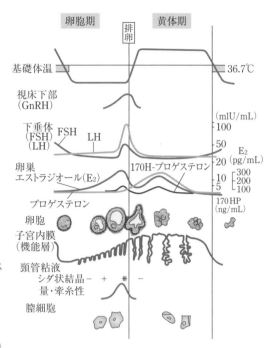

① 性腺刺激ホルモン放出ホルモン(GnRH)放出
② 卵胞刺激ホルモン(FSH)放出
③ FSHの刺激により卵胞が成長⇒エストロゲン分泌
④ 子宮内膜の肥厚
⑤ 卵巣からのエストロゲン分泌により黄体化ホルモン(LH)分泌⇒排卵
⑥ 黄体からプロゲステロン分泌
⑦ エストロゲンとプロゲステロンで子宮内膜の維持

図3-24　月経周期

（3）　中年期以降の女性と運動

　　40歳代以降，女性の卵巣機能は自然に衰えて行き，おおむね50歳前後で閉経する。閉経の前後の急激にエストロゲン分泌が低下する時期は更年期とよばれる。更年期に認められる症状は多岐にわたり，個人差も大きい。更年期に有酸素運動を行うことにより，「のぼせ」や「ほてり」といった血管運動神経失調症状や「抑うつ」といった精神症状の軽減が認められる（図3-25）。

　　閉経以降，女性では心血管系疾患などの生活習慣病のリスクが急増する。これはエストロゲンの欠乏によるものである。性別に関わらず，習慣的な運動の実施は生活習慣病リスクを低下させる。特に，有酸素運動ではそのエビデンスが豊富である。動脈硬化は心血管系疾患をひき起こす主要因である。動脈硬化指数（動脈スティフネス）の加齢変化の性差をみてみると，閉経以前では男性の方が女性よりも明らかに高いが，その後女性では急激に動脈硬化指数が増大し，閉経以降では性差が

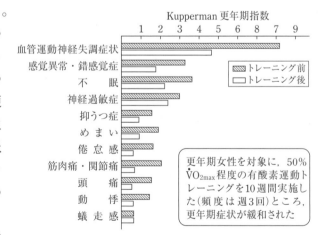

更年期女性を対象に，50% $\dot{V}O_{2max}$ 程度の有酸素運動トレーニングを10週間実施した（頻度は週3回）ところ，更年期症状が緩和された

図3-25　運動トレーニングが更年期障害に及ぼす影響

出典：進藤ら（1998）

なくなる（図3-26）。しかし，習慣的に運動を行っている閉経後女性では，行っていない同年代の女性と比べて明らかに動脈硬化指数が低く，閉経前女性のそれと遜色がないことが示されている（図3-27）。

　また，女性では閉経以降，内臓脂肪型肥満およびメタボリックシンドロームの発症が急増する（図3-28）。これはエストロゲンが内臓脂肪の蓄積を防ぐ作用を有するためである。このことは，閉経後女性に対するエストロゲン補充療法により内臓脂肪減少，糖・脂質代謝の改善が認められることからも明らかである。閉経は避けることができないため，特に閉経前後の女性においては，食事や運動習慣によるケアが重要となる。

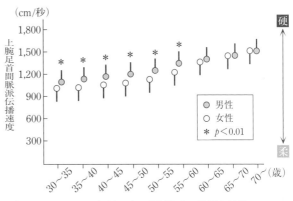

図3-26　加齢による動脈硬化の進展と性差

出典：Tomiyama H, *et al.* (2003)

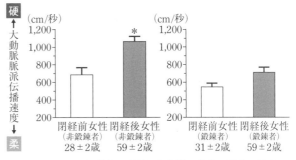

図3-27　閉経前後の動脈硬化指数の変化と運動の効果

出典：Tanaka H, *et al.* (1998)

（4）　月経周期とコンディション

　アスリートに限らず，月経を有する女性では月経周期の時期により体調の変化がある。特に月経前（黄体期）には，「むくみ」「腰痛」「乳房痛」「体重増加」「イライラ」「眠気」「食欲亢進」などの身体的・精神的なマイナートラブルがみられ，月経前症候群

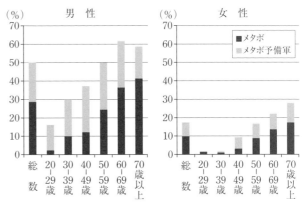

図3-28　メタボリックシンドローム発症の性差

出典：厚生労働省「国民健康・栄養調査」(2011)

（PMS：Premenstrual Syndrome）とよばれる。この時期の高プロゲステロン状態が原因であると考えられているが，詳細なメカニズムは不明である。アスリートを対象とした調査では，主観的コンディションの悪い時期は月経期以外の時期では黄体期が最も多い（図3-29）。また，約70％のアスリートが月経前症候群ありと答えており（図3-30），競技（試合）と月経とのタイミングをピルの服用などにより調整するといったケアが必要である。

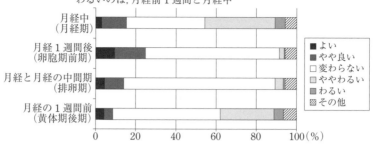

主観的コンディションがよいのは，月経後1〜2週
わるいのは，月経前1週間と月経中

図3-29 アスリートの自覚的コンディション

出典：（財）日本スポーツ振興センター，国立スポーツ科学センター，「女性アスリートのためのコンディショニングブック」（2013）

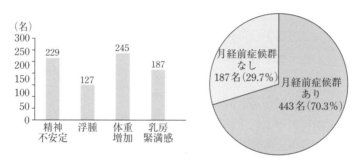

図3-30 アスリートの月経前症候群有無

出典：能瀬ら（2014）

（5） 低用量ピルの使用とコンディション

　ピルとは通常エストロゲンとプロゲスチンという二つのホルモンを含む薬剤を指す。ピルは経口避妊薬（OC：Oral Contraceptives）を指し，避妊を目的とした薬剤である。その中で月経困難症や子宮内膜症の治療を目的として用いられる低用量のピルを低用量エストロゲン・プロゲスチン配合薬（LEP：Low-dose Estrogen Progestin）という。ホルモンの用量と目的に違いはあるものの，効果は共通しているので「OC・LEP」とよばれる。低用量ピルのはたらきとして，①月経困難症（月経痛）の軽減，② PMS の軽減，③経血量の軽減，④子宮内膜症の予防，⑤避妊，などがあり，服用の仕方によって月経周期を調節することが可能である。スポーツパフォーマンスとの関連では，日本人アスリートを対象とした研究から，低用量ピルの服用は筋力，瞬発力，持久力といったパフォーマンスに影響しないことが明らかになっている（日本スポーツ振興センター，2016）。

（6） 女性アスリートの無月経（運動性無月経）

　激しいトレーニングを行う女性アスリートでは，視床下部性無月経を含む月経異常が高率に認められることが知られている（図3-31）。この運動性無月経の原因は，消費エネルギーに対して摂取エネルギーが足りない状態が継続する（＝痩せ，低体脂肪率）ことから始まる。この状態を low energy availability（利用可能エネルギー不足）という。また，運動性無月経による長期のエストロゲン欠乏は骨粗鬆症を導き，疲労骨折のリスク

となる。「利用可能エネルギー不足」，「運動性無月経」，「骨粗鬆症」は女性アスリートの三主徴とよばれ，女性アスリートに多くみられる健康問題である（図3-32）。

　運動性無月経の機序は必ずしも明らかではないが，まず「利用可能エネルギー不足」に伴う体脂肪率の減少が関与しているとされている。競技種目と運動性無月経の頻度の関係をみてみると，低体重が有利にはたらく陸上長距離走選手や新体操などの審美系種目に高率であることがわかる（図3-33）。エストロゲンは卵巣などでコレステロールから産生される。また，この過程は脂肪組織内で起こることから，体脂肪率の低下はエストロゲンの産生効率を低下させるとされている。実際に，体脂肪率と月経異常の発生率とは関連があり（図3-34），アメリカスポーツ医学会ではBMI17.5 kg/m^{2}以下をスクリーニングの基準値としている。また，エネルギー不足やハードなトレーニングによる身体的・精神的ストレスは副腎からのコルチゾールの分泌を高め，これが視床下部からのGnRHの分泌を抑制することも知られている。このような要因が複合的に関与して，運動性無月経が起こると考えられている。

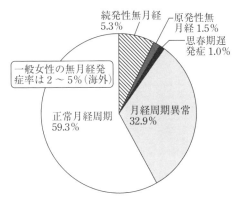

図3-31　スポーツ選手の月経異常
出典：能瀬ら（2014）

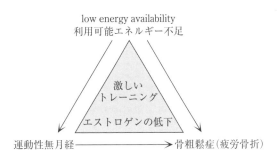

図3-32　女性アスリートの三主徴（FAT）

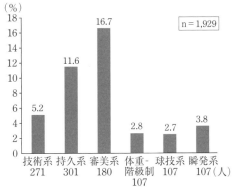

図3-33　競技別にみた無月経の頻度
出典：日本医療開発機構「若年女性のスポーツ解析とその予防と治療」

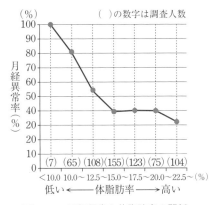

図3-34　月経異常と体脂肪率の関係
出典：目崎登（2009）

2 　肥満と痩せ

わが国では，男女ともにBMI＞25.0 kg/m²で肥満と判定される。成人の肥満者の割合は男性ではここ数十年で増加し，女性では減少傾向にあるが，この10年間に大きな変化は認められない。平成29年の国民健康・栄養調査における肥満者の割合は男性（20歳以上）で30.7％，女性では21.9％となっている。反対に，BMI＜18.5 kg/m²であれば「痩せ」と判定されるが，同調査によると20歳代女性のおよそ5人に1人（21.7％）が当てはまる（図3-35）。日本の若齢女性の過度な痩身願望は世界的にみても特殊なケースであり，摂食障害の罹患などにつながることを考えると軽視できない問題である。若齢期（特に思春期）の過度のダイエットは骨の成長不足を招き，将来の骨粗鬆症のリスクが高まる。また，痩せ体型の女性からは低体重児の出生率が高く，低体重児は将来の糖尿病や虚血性心疾患の発症率が高いという研究成果も多くあることから（図3-36），若齢女性の低栄養に伴う痩せは本人のみならずその子どもの将来の健康にも影響する。

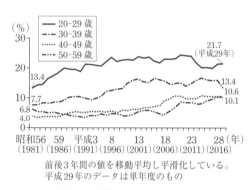

図3-35 「痩せ」の割合の年次推移（20歳以上の女性）
出典：厚生労働省「国民健康・栄養調査」（2017）

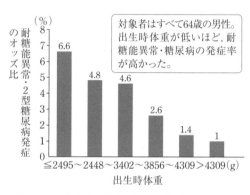

図3-36 　出生時体重と耐糖能異常・2型糖尿病発症の関係
出典：Hales CN, *et al.* (1991)

 もっと知りたい！　女性アスリートの三主徴 ─────

　女性アスリートの三主徴（利用可能エネルギー不足，運動性無月経，骨粗鬆症）は利用エネルギー不足から始まるので，この対応は予防的観点から最も重要である。利用可能エネルギーとは「食事から得られる総エネルギー量」から「運動によって消費するエネルギー量」をひいた残りの部分（エネルギー）である。アスリートの目標値は45 kcal/除脂肪体重（FFM）kg/日であり，30 kcal/kg FFM/日以下でエネルギー不足とされる。

　この改善策として，国際オリンピック委員会の指針では，①エネルギー摂取量に300～600 kcal/日を加える，②トレーニング量を適正にする，③トレーニングや食事に関するストレスの対処を考える，以上が必要であるとされている。

────────────────────────────── ＊＊＊

3 　骨粗鬆症

WHO（世界保健機構）では，「骨粗鬆症は，低骨量と骨組織の微細構造の異常を特徴とし，骨の脆弱性が増大し，骨折の危険性が増大する疾患である」と定義している。ヒト

の生涯における骨密度の変化を図3-37に示す。二次性徴以降，男性の骨密度は女性よりも高値を示し，男女とも30歳ぐらいでピークを迎える。その後男性では緩やかに，女性では閉経を境に急激に低下する。その結果，老年期には女性の方が圧倒的に骨粗鬆症の発症率や骨折リスクも高くなる（図3-38）。これにはエストロゲンの骨密度を維持する作用が関係している。骨はおよそ1年間で全身の骨量の20〜30％が入れ替わっている。この骨の入れ替わりを骨のリモデリングというが，古い骨組織を破壊・吸収（骨吸収）する破骨細胞と吸収された部位に新たに骨組織を形成（骨形成）していく骨芽細胞が関与している。エストロゲンは破骨細胞のはたらきを抑制し，骨芽細胞のはたらきを

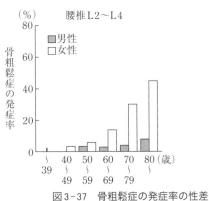
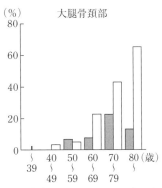

図3-37　骨粗鬆症の発症率の性差

出典：Toshimura N, *et al.* (2009)

促進することにより骨量の維持に関与する。女性の一生において，骨粗鬆症に伴う骨折リスクの軽減に重要なことは，成長期における骨の成長速度を上げ，最大骨量を高いレベルに押し上げておくことが重要であるとされている。また，中高齢者であっても，食事や運動により骨密度の低下を抑制することは可能である。骨を強くするためには，体重のかかる運動や筋力トレーニングが望ましい。

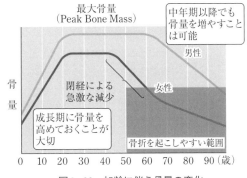

図3-38　加齢に伴う骨量の変化

 もっと知りたい！　エストロゲン

　　エストロゲンは卵巣や子宮といった女性の臓器だけでなく，骨，血管，肝臓，骨格筋，脳など全身性に作用するホルモンである。エストロゲンは各組織にあるエストロゲン受容体と結合することによりその効果を発揮する。このエストロゲン受容体を発現させる遺伝子のタイプ（遺伝子多型）も多く報告されており，近年の報告では，大学アスリートのエストロゲン受容体α遺伝子多型と筋の硬さや肉離れの受傷歴と関連することが報告されている（Kumagai, H *et al.*, (2019)）。女性のみならず男性においてもエストロゲン作用がスポーツパフォーマンスやけがのリスクと関係する可能性を示すものである。

＊＊＊

確 認 問 題

1．運動と女性に関する記述である。誤っているのはどれか，2つ選べ。
  (1)　初経発来前からの激しいトレーニングは，初経の発来を遅らせることがある。
  (2)　排卵より前を黄体期，後を卵胞期といい，基礎体温は卵胞期に高い。
  (3)　女性アスリートの三主徴とは，「利用可能エネルギー不足」，「運動性無月経」，「骨粗鬆症」である。
  (4)　運動性無月経は審美系スポーツを行っているアスリートに特に多い。
  (5)　日本人の痩せの基準は，BMI ＜ 15 kg/m^2 であるが，それ以下のアスリートでも50% 程度は正常月経を有する。

正解　(2)と(5)
  (1)　○　アスリートでは遅発月経(15歳以降で発来)の割合が4倍も高い。
  (2)　×　排卵より前を卵胞期，後を黄体期という。黄体期に基礎体温が高くなる。
  (3)　○　三主徴のきっかけは「利用可能エネルギー不足」である。
  (4)　○　体操・新体操選手の他に，長距離走選手も高率である。
  (5)　×　痩せの基準は BMI ＜ 18.5 kg/m^2 である。

2．運動と女性に関する記述である。誤っているのはどれか。2つ選べ。
  (1)　痩せ体型の女性では，適正体重の女性と比較して，低体重児を出産するリスクが高い。
  (2)　有酸素性運動の実施は更年期障害の程度を抑制する可能性がある。
  (3)　エストロゲンは破骨細胞の働きを抑制し，骨芽細胞の働きを促進する。
  (4)　水泳はジャンプやウエイトリフティングよりも骨密度を増大させるために効果的な運動様式である。
  (5)　閉経以前の年代において，虚血性心疾患の発症率に性差はない。

正解　(4)と(5)
  (1)　○　近年の低出生体重児の増加には，「痩せ」女性の増加が関係している。
  (2)　○　特にホットフラッシュなど血管運動神経失調症状の改善が大きい。
  (3)　○　エストロゲンに構造が類似した大豆イソフラボンの摂取も効果的である。
  (4)　×　骨密度を高めるためには荷重のかかる運動が効果的である。
  (5)　×　閉経以前の年代における虚血性心疾患の発症率は男性＞女性である。

1 心身の健康

（1）　メンタルヘルスとは

　　近年，精神的健康，すなわち「メンタルヘルス（Mental Health）」の重要性が唱えられるようになった。特に，生活の質「クオリティ・オブ・ライフ（QOL）」の向上にはメンタルヘルスを積極的に養うことが必要である。QOL は，人々の生活を物質的な面から量的にのみとらえるのではなく，精神的な豊かさや満足度も含めて，質的にとらえるという考え方に基づいており，「生活の満足」，「健康状態の不満」，「ストレス」，「対人関係」などの個人の認知についての質が問われる。

　　つまり，メンタルヘルスが損なわれると，身体的健康や社会的健康が良好な状態であっても健康な状態であるとはいえず，QOL を向上させるためにはすべての健康がバランスよく良好な状態が望ましいといえる。

　　メンタルヘルスの具体的な内容については，シュルツ（Schultz, D.）によって以下のようにまとめられている。

　　①　自分の生活を意図的にコントロールできること　　いつも理性的とはいえないまでも，意識的に自分の行動を方向づけ，自分の運命を引き受けることができる人

　　②　自分は誰か，自分は何であるかについて知っていること　　自分の「強さと弱さ」や「長所と短所」を意識しており，自分でないものを装うようなことはしない人

　　③　現在にしっかりと結びつけられていること　　現在進行しつつある「いま，ここで」の事態に目をそむけず，真正面から取り組む人

　　④　挑戦し，新しい目標や経験をめざしていること　　静かで安定した人生よりも挑戦と興奮を伴う人生，新しい目標や新しい経験を切望する人

　　⑤　その人らしい独自性をもっていること　　実際には現在社会において，これら5つの点すべてが良好な状態であることは，困難である。その大きな原因の一つが「ストレス（Stress）」である。ストレスはメンタルヘルスに対して最も関係が深く，かつ現代社会における大きな問題となっている。現在はストレス社会といっても過言ではなく，各世代を通して，常に様々なストレス刺激に曝されており，時にはそれが原因で健康障害を引き起こし，結果として QOL の低下を導いてしまう。そのため，より積極的にメンタルヘルスの向上を意識することが重要なのである。

（2）　メンタルヘルスの評価と診断

　　メンタルヘルスを評価・診断する方法として「メンタルヘルスパターン（MHP）診断検査」を紹介する。これはストレスの概念に QOL の概念を導入し，両次元からできる4つのパターンでメンタルヘルスを捉えることができる（図3-39）。この4つのパターンは表3-11に示した質問項目によって分類されており，各質問項目に対して「まったくそう

である（4点）」「かなりそうである（3点）」「少しはそうである（2点）」「まったくそんなことはない（1点）」のうちのどれかで回答し，表3-12にある下位尺度の質問項目番号の回答得点の小計から，各下位尺度の強さが判断できる。小計得点が高いほど，その下位尺度の因子が強いことを示している。さらに，「心理的ストレス」「社会的ストレス」「身体的ストレス」「生きがい」の各合計得点を算出すると，各ストレス状態が判断できる。最後に，総合得点として「ストレス度」「生きがい度」

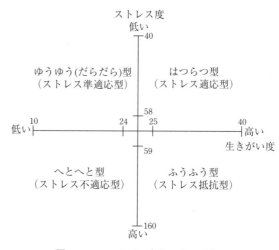

図3-39　4つのメンタルヘルスパターン
出典：橋本公雄（1993）

表3-11　メンタルヘルスパターン（MHP）診断検査

	質問項目	まったくそんなことはない	少しはそうである	かなりそうである	まったくそうである
1	心配ばかりしている	1	2	3	4
2	一つのことに気持ちを向けることができない	1	2	3	4
3	人と話をするのがいやになる	1	2	3	4
4	見知らぬ人が近くにいると気になる	1	2	3	4
5	何となく全身がだるい	1	2	3	4
6	寝つきが悪い	1	2	3	4
7	しあわせを感じている	1	2	3	4
8	やってみたいと思う具体的な目標をもっている	1	2	3	4
9	物事にこだわっている	1	2	3	4
10	がんばりがきかない	1	2	3	4
11	人と会うのがおっくうである	1	2	3	4
12	周囲のことが気になる	1	2	3	4
13	なかなか疲れがとれない	1	2	3	4
14	眠りが浅く熟睡していない	1	2	3	4
15	自分の生活に満足している	1	2	3	4
16	将来に対して夢を抱いている	1	2	3	4
17	神経が過敏になっている	1	2	3	4
18	何かにつけてめんどうくさい	1	2	3	4
19	一人でいたいと思う	1	2	3	4
20	多くの人々の中にいるとかたくなる	1	2	3	4
21	ときどき頭が痛い	1	2	3	4
22	夜中に目が覚める	1	2	3	4
23	毎日楽しく生活している	1	2	3	4
24	何ごとに対しても意欲的に取り組んでいる	1	2	3	4
25	気持ちが落ち着かない	1	2	3	4
26	ボーッとしている	1	2	3	4
27	にぎやかなところを避けている	1	2	3	4
28	他人に見られている感じがして不安である	1	2	3	4
29	何かするとすぐ疲れる	1	2	3	4

30	さわやかな気分で目が覚めない	1	2	3	4
31	精神的にゆとりのある生活をしている	1	2	3	4
32	熱中して行っていることがある	1	2	3	4
33	不快な気分が続いている	1	2	3	4
34	気が散ってしかたがない	1	2	3	4
35	なぜか，友人に合わせて楽しく笑えない	1	2	3	4
36	目上の人と話すときに汗をかく	1	2	3	4
37	気分がさえない	1	2	3	4
38	朝，気持ちよく起きられない	1	2	3	4
39	生きがいを感じている	1	2	3	4
40	何ごとに対しても楽観的にとらえている	1	2	3	4

出典：橋本公雄（1993）

表3-12　メンタルヘルスパターンを構成する下位尺度とその項目

		下位尺度	質問項目番号	小　計	合　計	総　合
ストレス度	心理的ストレス	こだわり	1, 9, 17, 25, 33			
		注意散漫	2, 10, 18, 26, 34			
	社会的ストレス	対人回避	3, 11, 19, 27, 35			
		対人緊張	4, 12, 20, 28, 36			
	身体的ストレス	疲労	5, 13, 21, 29, 37			
		睡眠・起床障害	6, 14, 22, 30, 38			
生きがい度	生きがい	生活の満足感	7, 15, 23, 31, 39			
		生活意欲	8, 16, 24, 32, 40			

を算出し，それらの総合得点を図3-39の x 軸と y 軸のどの辺りに相当するのかを記入し，どのパターンに区分されるのかが判断できる。それぞれ以下のように特徴づけられている。

①　はつらつ型（ストレス適応型）　ストレス度が低く，QOL（生きがい度）が高いことから，心身のストレスをうまく処理し，現在の生活に充実感を感じている健康的なパターン。体力に対する自己認知が高く，生活習慣がよい。

②　ゆうゆう型（ストレス準適応型）　ストレス度は低いが，QOL も低いことから，心身のストレスはたまっていないが生活に充実感がなく，なんとなくだらだらと生活を送っているパターン。QOL 向上のために具体的な目標を設定する必要がある。

③　ふうふう型（ストレス抵抗型）　ストレス度が高く，QOL も高いことから，解決すべき何らかの課題（ストレッサー）があり，ストレスをためながらも課題解決に向けて挑戦しているパターン。しかし，過度のストレス状態が長期間継続すると，心身の疲労は免れないため，息抜きや気晴らしなどによって心身をリフレッシュする必要がある。

④　へとへと型（ストレス非適応型）　ストレス度が高く，QOL が低いことから，心身ともに疲れきっており，生きがいを喪失しているパターン。現在のストレッサーに適応できていないため，積極的にストレス解消を図り，自ら楽しめることを生活の中に多く取り入れることによって QOL の向上を図る必要がある。

2 運動とストレス

（1） ストレス反応

　メンタルヘルスに対して非常に深い関連がある生体反応として「ストレス反応」がある。ストレス反応とは各種のストレス刺激（ストレッサー：stressor）に対する生体の全身的・局所的な生体防衛反応のことであり，ストレス反応を生起される生体の状態がストレス状態である。

　一般に，生体が不快なストレッサーに曝されると，不安感情や緊張，イライラ，怒り，フラストレーション，抑うつ，無力感といったネガティブな感情・情緒反応が現れ，さらに過剰かつ持続的なストレス状態が続くと，様々な身体的・精神的健康障害や疾患などが発生することが知られている。例えば，胃潰瘍や十二指腸潰瘍，本態性高血圧，気管支喘息，神経性狭心症，自律神経失調症などの心身症にはストレスが大きく関与している（図3-40）。また，神経症やうつ病といった心理学的疾患や生活習慣病の発症などにもストレスが関与している。

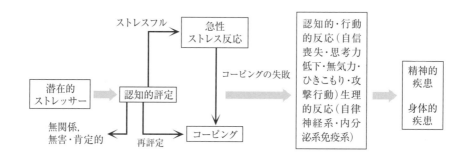

図3-40　心理的ストレスモデル　　　出典：岡安孝弘（1997）を一部改変

（2） ディストレスとユーストレス

　しかし，ストレスのすべてが健康に有害というわけではない。適度なストレスは意欲・活力を湧かせ，生活のスパイスとなりうる。さらに，適度なストレスを受けることは，心身の成長・発達，QOL の向上などにおいて必要不可欠である。このような観点から，ストレスを2側面に分けて理解することが可能である。一つはディストレス（distress）であり，もう一つがユーストレス（eustress）である。ディストレスは生体に対して不快・悪性のストレスを指し，ユーストレスは生体に対して快・良性のストレスを指す。ただし，ディストレスとユーストレスの区別は固定的なものではなく，ストレッサーの種類や程度の違い，受け手側の生体条件の差などによって変化する。つまり，ある者にはディストレスであっても，他者にはユーストレスとなる可能性があるということである。

　以下に一般的な観点から見た場合のディストレスとユーストレスのストレッサーの例をあげておく。

① ディストレスとそのストレッサー　厳寒酷暑，痛み，騒音，飢餓，感染，過労，不眠，恐怖，不安，悲観・失敗感・不快感，人間関係の悪化，苛酷な労働環境，不景気，戦争など。

② ユーストレスとそのストレッサー　入浴，睡眠，軽運動，旅行，娯楽，気の合う仲間との会話・遊び，快感，充足感，意欲，勝利，感謝，目標達成感，知的活動，向上心，人間関係の形成・改善，好景気，平和など。

（3）　運動と心理的効果

　このようなストレス，特にディストレスの低減・解消を目的とした認知的・行動的対処行動をストレス・コーピングといい，効果的なストレス・コーピングの一つとして運動がある。一般に，スポーツや運動が一時的にストレスを解消させたり，気分を高揚させたりするといったメンタルヘルスに効果があることは経験的に知られており，また実証的な研究も多くみられる。国際スポーツ心理学会（International Society of Sport Psychology）も運動の心理的効果に関して，以下のような統一的見解を発表している。

①　状態不安を低減させる。
②　軽度から中等度の抑うつレベルを低減させる。
③　（長期的運動において）神経症や特性不安を低減させる。
④　重度のうつ病患者の専門的治療の補助になる。
⑤　様々なストレス指標の低減をもたらす。
⑥　性・年代を問わず情緒的な効果をもたらす。

　以上のように，スポーツや身体運動には様々な心理的効果が認められている。

（4）　カタルシス効果

　軽い運動や好きなスポーツを行うと，誰でも緊張感の低下や気分の高揚を経験する。このように，適度なスポーツ活動や身体運動はストレス・コーピングの機能をもっている。人がストレス状態にあるとき，不安感情や緊張，イライラ，怒り，フラストレーション，抑うつ，無力感といったネガティブな感情・情緒反応が現れる。このような状態に陥ると，人は攻撃，代償，退行，合理化，投影などの防衛機制（適応機制）をとり，その状態を解消しようと試みる。特に，イライラや怒り，フラストレーションの状態に陥ると，適応機制としてストレッサーやその他の対象を攻撃し，これらの状態の解消を図る場合がある。その際に，スポーツや身体運動はこの攻撃行動の代償としての機能を果たすことができるのである。つまり，スポーツや運動における「走る」「跳ぶ」「投げる」「叩く」「蹴る」という行為が攻撃行動の別な方法（代償）としてイライラ・怒り・フラストレーションを軽減させるのである。このように，攻撃行動によってイライラ・怒り・フラストレーションが解消され，浄化されることを「カタルシス」といい，適度なスポーツや身体運動はこのカタルシス効果を有しているといえる。

(5)　心理的効果と運動強度

　スポーツ・運動によるこれらの心理的効果には運動強度が大きく関係している。例えば，エアロビック運動の不安低減効果を検討した研究では，低い運動強度では効果がなく，中程度かそれ以上の高い運動強度が効果的であった。また，メンタルヘルスに対して高い心理的効果をもたらす最適な運動強度として，運動中に「快適」と感じる自己決定的な歩行・ランニングペースである「快適自己ペース（Comfortable self-established pace）」は，最適な心理状態と高い心理的効果を得ることができる。

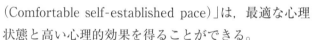

図3-41　快適自己ペース走による POMS 得点の変化

出典：梶山知修ら（2008）

　図3-41，図3-42は陸上長距離選手が快適自己ペースでの走行による POMS 得点とストレス指標（クロモグラニン A 濃度：CgA）の変化を示しており，ともに高い心理的効果が認められている。

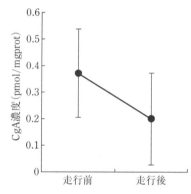

図3-42　快適自己ペース走によるクロモグラニン A の変化

出典：梶山知修ら（2008）

3　メンタルトレーニング法

　運動やスポーツにはストレスを低減させる効果があるが，勝利や結果，記録，パフォーマンスを追求する競技スポーツは逆にそれ自体がストレッサーとなりうる。また，そのような競技スポーツにおいて高いパフォーマンスを発揮するためには，強い精神力が必要とされる。そこで，現在ではスポーツ選手の競技力向上や実力発揮を目的としたメンタルトレーニング法が様々に開発され，適用されている。

（1）　目標設定技法

　スポーツ選手の練習への継続的な取り組み姿勢や試合に対する明確な競技行動を生み出すやる気（motivation）を高める技法である。適切な目標設定は，①スポーツ選手の不安を低減させる，②スポーツ選手に自信をもたせる，③競技に集中させる，④満足感・達成感を与えるなど，スポーツ選手の心理面に有効な効果を期待できる。そのためには，以下の点に注意すべきである。

　①　現実的で挑戦的な目標設定

　②　抽象的ではなく具体的な目標設定

　③　長期目標と短期目標の設定

　④　結果目標とパフォーマンス目標の設定

　⑤　心理的目標と技術的目標，体力的目標の設定

（2）　リラクセーション技法

　　試合などの重要な場面で自身の能力を十分に発揮するためには心身の調整が必要である。そのような心身の調整において，気持ちを落ち着かせて過緊張状態を解消する方法の一つがリラクセーション技法である。メンタルトレーニングで用いられる代表的なリラクセーション法として，腹式呼吸法，漸進的筋弛緩法，自律訓練法などがある。

（3）　イメージ技法（イメージトレーニング）

　　イメージ技法（イメージトレーニング）とは，残像や直観像，記憶イメージ，想像イメージといったイメージを利用したトレーニングの総称であり，イメージを内的に体験することで実際の競技場面において，より望ましい心理状態を準備したり，より高いパフォーマンスを発揮するための心理技法である。その効果としては，①新しい技術や動作パターンの習得，②フォームの矯正・改善，③競技遂行に先立つリハーサル，④心理面の改善・対策，⑤自信ややる気の喚起，⑥望ましいセルフイメージの確立などがあげられる。イメージトレーニングの手順としては，一般的に以下のような4段階がある。

①　イメージストーリーの作成　　　③　イメージ想起
②　リラクセーション　　　　　　　④　イメージ体験の振り返り

（4）　注意集中技法（集中力トレーニング）

　　注意集中（一般的には集中力とよばれる）とは「注意もしくは意識を，あることに集中して，それを持続する能力」とされており，スポーツにおいて実力発揮のためには非常に重要である。そのため，様々なトレーニング技法が考案されており，上記に紹介したリラクセーション技法やイメージ技法もこれらに含まれる。他にも，注意集中を高める技法としては，プレパフォーマンスルーティン，トリガーワード（キューワード），メンタルリハーサル，妨害法，心理的負荷法などがある。

（5）　ポジティブシンキング（積極的思考法）

　　ポジティブシンキングとはストレッサーを自分にとって有利なものとして解釈し，競技に対する動機づけや意欲，自信の向上，最適な緊張状態の形成に役立て，覚醒水準を最適なレベルに導いて集中力を高め，パフォーマンスに対してプラスにはたらく思考のことである。

　　ここに示したメンタルトレーニング技法は代表的な技法の一部であり，他にも様々なメンタルトレーニング技法が開発されている。また，これらの技法はスポーツ選手に対してのみならず，仕事やビジネス，学業で生じる普遍的な心理的問題（例えば，プレッシャーによるストレスや過緊張，自信喪失，モチベーションの低下など）を解決する際にも有効である。

確 認 問 題

1　メンタルヘルスとストレスに関する記述である。誤っているのはどれか，2つ選べ。
 (1)　メンタルヘルスに必要なことは，「挑戦し，新しい目標や経験をめざしていること」である。
 (2)　過剰かつ持続的なストレス状態が続くと，様々な身体的・精神的健康障害・疾患等が発生する可能性がある。
 (3)　すべてのストレッサーはメンタルヘルスにとって有害である。
 (4)　メンタルヘルスはストレスを低減・解消すれば問題ない。
 (5)　ストレスを低減・解消する方法として，「適度な運動・スポーツ」は効果的である。

正解　(3)と(4)

 (1)　○　ストレスがまったくないのも問題である。
 (2)　○　身体的・精神的健康障害・疾患などが発生する前に対処することが重要である。
 (3)　×　適度なストレスは意欲・活力を湧かせ，生活のスパイスとなり得る。また，ストレスには有害なディストレスと有益なユウストレスがある。
 (4)　×　メンタルヘルスは，ストレスだけでなく，QOLの向上も必要である。
 (5)　○　自分に合ったストレス・コーピングを用いることが重要である。

2　メンタルトレーニング法に関する記述である。正しいのはどれか，1つ選べ。
 (1)　目標はできるだけ抽象的な方が良い。
 (2)　リラクセーション法は緊張感を高める効果がある。
 (3)　イメージトレーニングには望ましいセルフイメージを確立する効果がある。
 (4)　集中力の強さは生得的に決まっており，トレーニングによって向上させることはできない。
 (5)　ポジティブシンキングはスポーツだけに有効である。

正解　(3)

 (1)　×　抽象的よりも具体的な方が良い。
 (2)　×　過緊張を低減する効果がある。
 (3)　○　効果を高めるためにはイメージの鮮明化が必要である。
 (4)　×　集中力はトレーニングによって向上させることができる。
 (5)　×　スポーツだけでなく，仕事やビジネス，学業などで生じるストレスに対しても有効である。

SECTION 6 | 健康疫学

1 健康づくりの政策

　わが国における健康づくり政策は，1980（昭和53）年から開始された「第一次国民健康づくり対策」が最初である。健康増進（Health Promotion）の考え方は，もともと1946年に世界保健機関（WHO）が提唱した「健康とは単に病気でない，虚弱でないというのみならず，身体的・精神的そして社会的に完全に良好な状態を指す」という健康の定義から出発している。1974年のラロンド報告（カナダ），1979年のヘルシーピープル（米国）など，欧米先進国の疾病予防の取り組みを受け，提言された政策である。第一次国民健康づくり対策の主眼は，主婦を含むすべての国民への健康診査機会の確保や，市町村保健センターなどの整備，保健師，栄養士などの確保といった地域保健における市町村の役割に重点を置いたものであった。

　1988年からの第二次国民健康づくり対策（アクティブ80ヘルスプラン）では，特に運動習慣の普及に焦点を当て，一人ひとりが80歳になっても身のまわりのことができることを目的に，運動指針の策定，健康増進施設の推進などが盛り込まれた。

　2000年に入ると，第三次国民健康づくり対策がスタートし，これが「健康日本21（21世紀における国民健康づくり運動）」とよばれる健康づくり政策の主体となった。日本の平均寿命が世界平均を大幅に上回り，長寿国になったことで，壮年期死亡の減少や健康寿命の延伸，生活の質の向上が求められていたことが背景にある。健康日本21の柱は，がん，心臓病，脳卒中，糖尿病などの生活習慣病の予防と生活習慣の改善であり，2002年にはこれらの法的根拠として「健康増進法」が制定された。健康増進法では主に健康診査や市町村の健康増進事業の推進のほか，国民健康・栄養調査の実施（第10条）や受動喫煙の防止（第25条）が明記されており，生活習慣の改善による健康づくりを進めるための法的根拠として重要な役割を担っている。

　2008年からはメタボリックシンドローム（内臓脂肪症候群）の予防と改善を主眼とした「特定健康診査（特定健診）」と特定保健指導が40歳から74歳までの全国民を対象に実施され始めた。該当者はまず腹囲で選別され，腹囲の基準がクリアできてもBMIが25以上であれば次の階層へ進み，血糖値，血圧，血中脂質，喫煙の各リスク該当数で特定保健指導の内容が決まる仕組みになっている。

　2013年からは第四次国民健康づくり対策が開始された。これは健康日本21での目標を継続し，さらに強固に進めていくもので，「健康日本21（第二次）」ともよばれている。生活習慣病予防の柱は，第三次国民健康づくり対策と同じであるが，健康寿命延伸，健康格差の縮小，こころの健康，次世代の健康，高齢者の健康でも，それぞれ具体的な数値目標が設定されているのが特徴的である。

Column 🐸 「健診」と「検診」

「健診」と「検診」は音が同じであり，一般の人はおろか医師でさえ混同して使用していることがあるが，意味は異なる。「健診」はすなわち「健康診査（または健康診断）」の略称で，疾病の予防や早期発見のために全身の健康状態を評価するものである。一方「検診」はある特定の病気に罹患しているかどうかを検査するもので，単独で用いられることはなく，「胃がん検診」や「乳がん検診」のように，必ず特定の疾患名がつく。

少し異なるが「人間ドック」に関しても，時々「人間ドッグ」と誤表記されていることがある。こちらは船の検査を行う「ドック（dock）」が語源の造語であり，ドッグ（dog）では犬になってしまう。

2　健康づくりの国際比較

健康づくりの世界的な流れとして，最初に注目されたのが1974年にカナダのラロンド保健大臣が発表したラロンド報告がある。ラロンドの報告は，公衆衛生活動をそれまでの疾病予防から，健康を維持しさらによりよくなっていくという「健康増進」へ重点を移そうというものであった。この報告を出発点に，1978年，マーラーWHO事務局長は医療の重点をこれまでの高度医療中心から予防を含む1次医療，すなわち「プライマリヘルスケア」に転換するよう提唱した（アルマ・アタ宣言）。また，アメリカでは1979年，ラロンド報告の基本概念に基づき「ヘルシーピープル（Healthy People）」という新たな国民的健康政策を打ち出した。この新政策の特徴は疫学や健康への危険因子を重視し，特に個人の生活習慣の改善による健康の実現に重点を置いた，個別目標を設定したものであった。

目標を設定し，健康の改善を目指すという手法は1980年代には世界中に広がり，ヨーロッパでは，アルマ・アタ宣言で提唱された「西暦2000年にすべての人に健康を」運動（HFA 2000：Health for All）の一環として，32か国で運動目標が設定され，健康増進のための運動が推進された。1980年代後半からは，健康づくりは個人だけで解決できる

健康づくり政策の流れ		
	国際的な動き	日本の動き
1970	1974〜　ラロンド報告（カナダ） 1978〜　アルマ・アタ宣言 1979〜　Healthy People（米国）	1978〜　第一次国民健康づくり対策
1980	1986〜　Healthy City構想（WHO）	
1990	1990〜　ヘルシーピープル2000（米国）	1988〜　第二次国民健康づくり対策 　　　　—アクティブ80ヘルスプラン—
2000	2000〜　ヘルシーピープル2010（米国）	2000〜　第三次国民健康づくり対策 　　　　—21世紀における国民健康づくり運動（健康日本21）—
2010	2010〜　ヘルシーピープル2020（米国）	2013〜　第四次国民健康づくり対策 　　　　—健康日本21（第2次）—

図3-43　国際的な健康増進への取り組みと日本との比較

問題ではなく，環境整備や資源開発が必要という考え方に変わり，町全体の環境を健康増進に寄与するように改善された健康都市（Healthy City）という概念がWHOより発信された。

　1986年，健康増進に関する第1回国際会議がカナダのオタワで開かれ，健康増進を個人の生活改善に限定してとらえるのではなく，社会的環境の改善を含むことを確認し，オタワ憲章として採択された。これらの国際的な流れを汲み，日本でも健康づくり政策が展開されていった（図3-43）。

3　健康と疫学研究

　「疫学」とは，「明確に規定された人間集団の中で出現する健康関連のいろいろな事象の頻度と分布およびそれらに影響を与える要因を明らかにして，健康関連の諸問題に対する有効な対策樹立に役立てるための科学」と定義される。すなわち，病気（あるいは健康）の因果関係を探る学問であり，疫学研究の結果は，病気の予防や健康増進に結び付いている。

　因果関係があると判断するためには，その要因（病因）と結果としての疾病の間には①その要因が無ければその疾病にならないという「特異性」，②その要因がその疾病より必ず先行する「時間性」，③要因と疾病との間に強い関連がある「強固性」，④他の人が再現しても同じ結果になる「一致性」，⑤その要因と疾病の発生は他の事実と矛盾しない「整合性」のような決まりがなければならない。

　例えば，「喫煙」と「肺がん」は古くから因果関係を示されている代表的な疫学研究の一つであるが，これを例にとると①「特異性」とは，喫煙しなければ肺がんにならないということ，②「時間性」とは，喫煙が肺がん発生より先にある（喫煙をした，その後肺がんになった，という時間の流れ），③「強固性」とは，喫煙と肺がんに強い結びつきがあること，④「一致性」とはどの研究者が同じ方法で検証しても結果が異ならないということ，⑤「整合性」とは世間の事象（喫煙は健康を害するという一般的事実）と矛盾しないこと，でそれぞれ説明できる。ただし，因果関係が認められたからといって，病因があれば必ず疾病になるかというと，そうでない場合もある。例えば，先ほどの喫煙と肺がんの関係では，喫煙していなくても肺がんになる人がいたり，喫煙していても肺がんにならない人もいる。このため，どの程度関係性が強いのかを評価するには，計算して数値化する必要がある。疫学的因果関係の強固性を判断する代表的な指標をいくつか紹介する。

Column　「疫学の父」　ジョン・スノウ

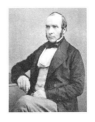

　疫学の「疫」とは「疫病」すなわち感染症を意味する語であり，感染症の原因を探ることから疫学は始まった。イギリスの医師ジョン・スノウは，1854年にロンドンでコレラが流行した際，患者の家を訪問調査し，井戸水が共通項であることに気づき，井戸水利用がコレラの感染拡大の原因であると推測し，感染防止に努めることができた。

（1） 相対危険度

　原因となるものに曝された人たち（曝露群）と，そうでない人たち（非曝露群）それぞれについて，病気になった割合（罹患率）を比で表したものを相対危険度とよぶ。喫煙と肺がんの関係で表すと，喫煙した人たちが曝露群で，喫煙してない人たちが非曝露群となり，それぞれの群で何人が肺がんに罹患したのかという割合（罹患率）を比で表したものが相対危険度である。表3-13を用いて説明すると

表3-13　肺がんの相対危険度と寄与危険度

	疾病あり（肺がんあり）	疾病なし（肺がんなし）	合　計
曝露群（喫煙あり）	9,000人	1,000人	10,000人
非曝露群（喫煙なし）	2,000人	8,000人	10,000人
合　計	11,000人	9,000人	20,000人

相対危険度：$0.9 \div 0.2 = 4.5$　寄与危険度：$0.9 - 0.2 = 0.7$

曝露群の罹患率＝$9,000/10,000 = 0.9$，非曝露群の罹患率＝$2,000/10,000 = 0.2$　であり，相対危険度は$0.9/0.2 = 4.5$となる。すなわち，喫煙群は非喫煙群に比べ4.5倍肺がんになるリスクが高い，という解釈ができる。相対危険度はリスク比ともいい，曝露によって疾病になるリスクが何倍になるかを表す指標である。

（2） 寄与危険度

　寄与危険度とは，曝露群と非曝露群の罹患率の差であり，リスク差ともいわれ，曝露が疾病発生にどれだけ「寄与」しているかが判断できる。上述の表を用いて具体的に数値で表すと，曝露群の罹患率が0.9，非曝露群の罹患率が0.2であったため，寄与危険度は$0.9 - 0.2 = 0.7$となる。喫煙者は10人中7人が喫煙で肺がんになった，といえる。逆にいうと，喫煙がなければ10人中7人の肺がんを予防することができたのである。

　このように，疫学的因果関係を評価するためにはいくつかの指標を計算する必要が出てくるが，指標を計算するためにはその元となるデータが必要になる。どんな研究でも上述の相対危険度や寄与危険度が計算できるわけではない。疫学的因果関係の説明でも表したように，「時間性」が研究内に入っていないと，そもそも因果関係をいうことすらできないことを理解しておく必要がある。

 もっと知りたい！　「疫学の効果指標」

　相対危険度と寄与危険度の他にも疫学の効果指標として，以下のようなものもある。
・寄与危険割合：曝露群患者の何％が曝露によるものかを表す指標
　（曝露群の罹患率－非曝露群の罹患率）/曝露群の罹患率
・集団寄与危険割合：患者全体の何％が曝露によるものかを表す指標
　（集団全体の罹患率－非曝露群の罹患率）/集団全体の罹患率
・オッズ比：症例対照研究において相対危険度の近似値として用いることができる（本文参照）。

＊＊＊

疫学研究にはいくつかの研究デザイン（図3-44）があるが，疫学的因果関係を示すことができるのは「コホート研究」と「非ランダム化比較試験」，「ランダム化比較試験」のみである。

このうちコホート研究は，曝露，非曝露を純粋に「観察」し，経過を追っていく研究であるのに対して，後者は研究者側から何らかの「介入」をする「介入群（＝曝露群）」と介入をしない対照群（＝非曝露群）をつくっていく，能動的な研究デザインである。また「症例対照研究」というのは，コホート研究の逆で，既に疾病になった人とそうでない人を過去にさかのぼって原因となるものに曝露されていたかどうか調べるものである。既に結果が出ているため，コホート研究より追跡するための時間や費用が節約できる反面，原因となる曝露情報に関しては，過去を思い出してもらう必要があるため，偏り（バイアス）が生じやすく，信頼性に欠けるという欠点がある。また，時間軸が現在（原因）から未来（結果）という本来の流れの逆になるため，相対危険度や寄与危険度を求めることはできないが，相対危険度の近似値としてのオッズ比を計算することは可能である。

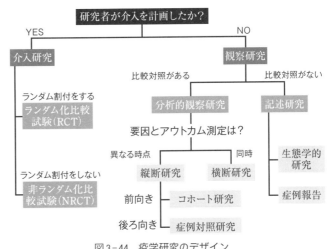

図3-44　疫学研究のデザイン

4　健康づくりの統計学

（1）　比較と条件

健康疫学研究で統計学の知識が必要となるのは，「比較」するという場面に頻繁に接するからである。

例えば50m走の計測タイムが10秒のA君と9秒のB君の比較だと，B君が「足が速い」といえる。しかし，A君は10歳，B君は18歳だった場合，本当にB君は「足が速い」といってよいだろうか。

何らかの物事に対して「比較」して「結論」づけるためには，色々な条件を整理する必要がある。この例では，年齢が異なったが，そのほかにも速さを規定する因子は「性別」「身長」「体重」「肺活量」「普段の運動」など，様々なものが考えられる。これらの速さを規定する因子は，比較する際に考慮しないと結果をゆがめる可能性が出てくる。

速さの比較のみならず，どのようなものであっても，何かと何かを比べる際には，条件がある程度統一されている必要があり，統一されていない条件に関しては最終的な結論を出すには，十分注意する必要がある。

（2）　有意差

　それでは，先ほどの50m走の計測タイムに戻り，A君10秒（10歳の平均値9.1秒），B君9秒（18歳の平均値7.3秒）であった場合，平均値との差はA君（10 − 9.1 = 0.9秒）の方がB君（9 − 7.3 = 1.7秒）より小さいからA君の方が足が速いとして良いだろうか？そもそも0.9秒と1.7秒の差（1.7 − 0.9 = 0.8秒）に意味はあるのか？A君とB君のコンディションは同じだったのか？B君は体調が万全ではなかったのではないか？A君は計測に備えて1週間前から50m走の練習をしていたのではないか？などなど，色々な疑いが出てくるのは当然であり，これらの疑問に数学的に答えるのが統計学的な「有意差」という考え方になる。

　何らかの測定値に「差」が出たとき，それが偶然出てきた差なのか，それとも他の人がやっても同じような「差」が出るのか，ということを統計学的に「検定」することで，ある程度証明することができる。どのような「差」をもって「意味のある差 = 有意差」とするかについては，「差が無い」という仮説をまず立て，その仮説が成り立つ確率が低いということを検定して証明することで，逆説的に「差がある」とする，仮説検定の方法をとる。この際の仮説（差がないとした仮説）を「帰無仮説」とよび，本来証明したい差のある仮説を「対立仮説」という。帰無仮説が成り立つかどうかを色々な検定方法で検証し，帰無仮説が成り立つ確率 p（確率の英語 probability の頭文字を取って p と表す）が，小さければ小さいほど帰無仮説は成り立ちにくいため，反対の対立仮説（差がある）が成り立つということになる。このときの p の値がどれくらい小さければ「有意差」とみなすかについては，慣例的に5%（0.05未満）とすることが多く，この5%を「有意水準」という。検定には，対象集団や母集団の分布により様々な方法が用いられる。代表的な検定方法として，2群の平均値の比較の際に用いる t 検定や，割合の差の検定に使う χ^2（カイ二乗）検定などがあるが，詳細は成書を参照してほしい。

Column　🐸　「母集団」とは？

　通常，疫学研究での比較は，個人間ではなく集団で行うことが多く，その場合，対象となる集団はどうしても限定される（例えば日本国民全体の運動量を知りたいと思っても，全国民に活動量計をつけて逐一データを取ることは不可能である）ため，自分の取ってきたデータ（これを「標本」という）が，全体の中で，一部の偏った部分だけをとってきたのか，ある程度平均的に取ってきたのか，知る必要がある。全体の集団のことを母集団とよび，標本が偏っていないかどうか確かめる方法としても「検定」や「推定」が使える。

（3）　推　定

　もう一つ，統計学を学ぶ際に「有意差」と同様によく目にするのが「推定」である。これは，求めた数値が，母集団のどのあたりを反映しているのか，もう少し平たくいうと標本から得られたデータは母集団でも同じような値に落ち着くのかを「推定」する必要がある。母集団から，一部の偏った標本を用いたデータになってしまうと，結論が誤ってしまう可能性があるため，母集団に戻したらどのあたりにあるのかを計算により推定

する必要がある。推定の方法は一つの数値としての「点推定」と，ある程度の幅があり，その数値の間に自分の標本データが入っているかを考慮する「区間推定」がある。医学分野や健康疫学でよく用いられるのは後者の「区間推定」であり，95％の確率でこの区間にデータが入るはず，という推定区間のことを「95％信頼区間」という。

実際の研究データに基づいた表3-14は，大学生のB型肝炎ワクチン接種後にもかかわらず抗体価が陰性であった者の要因を統計解析したものである。

表3-14　B型肝炎ワクチン接種後抗体陰性者の要因解析結果

		オッズ比	信頼区間	p値
性　別	女　性	1	−	
	男　性	1.787	1.044 − 3.057	0.034
年　齢		1.001	0.970 − 1.033	0.922
BMI		1.171	1.094 − 1.252	< 0.001
ワクチンの種類	タイプC	1	−	
	タイプA	3.144	1.970 − 5.018	< 0.001

このような表をみた場合，まず確認すべきことは①p値が0.05未満かどうかということ，②95％信頼区間内に0（または1）が入っていないかどうか，の2点である。例えば，表中の男性のp値は0.034であり，0.05未満なので有意差ありと判断でき，かつ95％信頼区間もかろうじて1以上であるため（この表の場合は「比」をみているので，掛け算の性質上1が入ると×1をしても同じ数に戻る＝差がない，となり有意であるといえなくなる）求めた数値は意味のある差が出ていると解釈できる。一方，年齢のp値は0.922であり0.05よりはるかに大きく，かつ95％信頼区間も1をまたいでいるため，有意差があるとはいえない。この場合，有意差がない，すなわち「関係があるかないか不明である」という結論になる。

健康づくりを指導するうえで統計学的思考（数値・データに騙されないための知識と理解）はきわめて重要である。指導の方法や効果について経験や思い込みを信じてしまうことの危険性には十分注意すべきである。

Column　p値が小さければ小さいほど差が大きいということですか？

標記の質問は間違いの代表的なものである。p値は「帰無仮説が成り立つ確率」であって，差の大小を表したものではない。p値が小さいということは，帰無仮説が成り立つ確率がものすごく低いということを表しただけである。逆にp値が0.06で落ち込む人がいるが，これだって「帰無仮説が成り立つ確率が6％」ということを示しているに過ぎない。5％だと有意差あり，6％だと有意差なし，というのはあくまでも人が勝手に付け加えた解釈であり，どうしても6％で有意差ありとしたいのであれば有意水準を7％にすればいいだけである。さらに，p値がいくら大きくても，決して「帰無仮説が成り立つ」ということは証明できない。そもそも帰無仮説を成り立たせたくて検定しているわけではなく，対立仮説を証明するための「道具」に過ぎないため，p値がいくら大きくなっても帰無仮説が成り立つという証明にはならない。だから，もしp値が有意水準を超えたとしても，結論は「差があるかどうか不明」としかいえず，「差がない」という結論にはならないため注意する必要がある。

確 認 問 題

---

1 集団の健康指標に関する記述である。正しいものを選べ。

　(1)　地域間の比較や同一集団の経年的変化など，死因別死亡率を観察する場合には「粗死亡率」が用いられる。

　(2)　地域別比較のための健康水準を示す指標に「乳児死亡率」がある。

　(3)　健康寿命は0歳の平均余命を表す。

　(4)　一定期間内の死亡者数を単位人口に対する割合で示したものが「年齢調整死亡率」である。

正解　(2)

　(1)　×　年齢調整死亡率が正しい。

　(2)　○　地域別比較の指標の他に平均寿命や年齢調整死亡率，罹患率などがある。

　(3)　×　0歳時の平均余命は平均寿命である。

　(4)　×　粗死亡率が正しい。

---

2 統計用語に関する記述である。正しいものを選べ。

　(1)　罹患率とは，ある一時点において疾病を有している人の割合である。

　(2)　相対危険度とは，危険因子に暴露された群の罹患率と暴露していない群の罹患率の差である。

　(3)　寄与危険度とは，危険因子に暴露された群の罹患率の暴露していない群の罹患率に対する比である。

　(4)　オッズ比とは，ある事象が起きる確率 p の，その事象が起きない確率 $(1-p)$ に対する比である。

正解　(4)

　(1)　×　有病率が正しい。

　(2)　×　寄与危険度が正しい。

　(3)　×　相対危険度が正しい。

　(4)　○　オッズ比は，症例研究における相対危険度にあたる数値として考えられる。

SECTION 7 | 障がい者の健康づくり運動

■1 障がい者スポーツ

（1） 障がい者スポーツと健康づくりの意義

　障がいのある人のスポーツ指導教本は，「個々人に対するスポーツの意義や効果には障がいの有無に関係なく同様のものがある」，そして「障がい者の場合，より積極的に運動やスポーツを行わなければ生活の質（QOL）や日常生活動作（ADL：Activities of Daily Living），健康や体力が維持できないことがある。この点で障がい者が運動やスポーツを実施することは障がいのない人よりも大きな意義をもつ場合がある。」と述べている。「大きな意義をもつ場合」とは，どのような場面を想定しているのだろうか。

　① 運動のもつ価値　基本的に障がいのあるなしに関係なく「からだを動かすこと」は，健康を保持増進させる手立てであることに異論はない。厚生労働省が推奨する「健康日本21」の総論には，「いわゆる健康寿命を延伸するための具体的な方策」を提言したことが記されている。健康寿命は，WHO が提唱した新しい指標で，「平均寿命から寝たきりや認知症など介護状態の期間を差し引いた期間」と定義されている。

　この定義から運動のもつ価値を引き出すと「介護状態にならないこと」と捉えることができる。寝たきりになる主な原因には，認知症が含まれ，他に脳卒中，高齢による衰弱，関節疾患，骨折・転倒などをあげることができる（厚生労働省 H22 年調査）。これらの原因の根底には，運動不足が潜んでいる。かつては，運動不足病といわれた生活習慣病のリスクである生活習慣の見直しこそが運動のもつ価値であった。

　健康日本21は，「生活習慣病の予防などの効果は，長期的には10分程度の歩行を1日に数回行う程度でも健康上の効果が期待できる。家事，庭仕事，通勤のための歩行などの日常生活活動，余暇に行う趣味・レジャー活動や運動・スポーツなど，すべての身体活動が健康に欠かせないものと考えられるようになっている。」と述べている。障がいのある人は，「健康日本21」の方策をすべて行うことはできない。栄養や休養については，実施できるにしても，運動に関して障がいのある人のための指標と目標が設定されていることが望ましい。例えば，健常成人一日1万歩（4 Mets の運動強度の歩行，体重60 kg，1時間15分の歩行時間）のエネルギー消費を計算すると約300 kcal になる。標準型車椅子であれば約80分（3.8 Mets の運動強度，体重60 kg，時速3.6 km）の運動になる。このように障がいのある人にとって可能な運動の運動強度や運動時間に対する配慮が必要であろう。また，その運動を行う場所は，安全を確保したり，リスクを回避したりしなければならないことを考慮すると限定的にならざるを得ない。しかし，場所や時間などよりも障がい者と障がいの理解が障がい者の健康づくりやスポーツ活動を支援する考え方（環境づくり）であることを共有することでプレイヤーズ・ファーストの目線を広げることができる。このような背景を総括すれば「運動やスポーツを実施することは障がいのない人よりも大きな意義をもつ」とされる所以に理解が深まる。

②　政府の取り組み　スポーツ庁は，2019（平成30）年に障がい者保健の向上を目的にした「スポーツを通じた健康増進のための厚生労働省とスポーツ庁の連携会議」を設置した。検討事項の例として生活習慣病対策が1番目にあげられている。

文部科学省は2011（平成23年施行）年にスポーツ基本法を制定し，その中には「スポーツは，障がい者が自主的かつ積極的にスポーツを行うことができるよう，障がいの種類及び程度に応じ必要な配慮をしつつ推進されなければならない。」（第2条第5項）と記載されている。さらに，健常者と障がい者のスポーツを一体として推進していくこととなり，パラリンピックや全国障がい者スポーツ大会などのスポーツ振興の観点から「所管を厚生労働省から文部科学省に移管した。」とある。このことは，生活習慣病予防の健康づくりとしての運動と社会参加の促進となるスポーツ活動が一連の流れとなり，障がい者スポーツと健康づくりの意義が一本の線で結ばれたことを意味する。

（2）　障がい者スポーツとパラリンピックの起源と歴史

障がい者スポーツの起源は，英国ストーク・マンデヴィル病院の障がい者スポーツ大会にあると広く認識されている。

ルートヴィヒ・グットマン博士の理念のもと，第2次世界大戦後に傷病兵のリハビリ

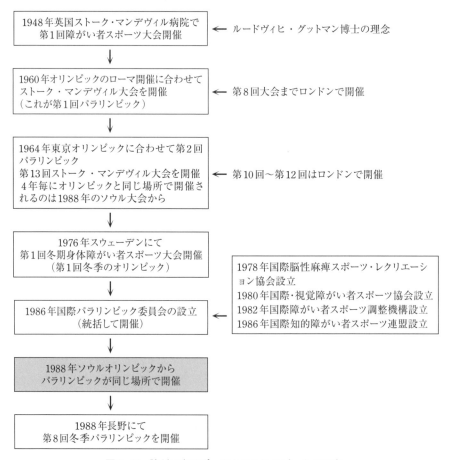

図3-45　障がい者スポーツとパラリンピックの歴史

テーションから出発し，レクリエーションスポーツ，生涯スポーツ，さらに競技スポーツへと展開し，後のパラリンピックに発展したのである。障がい者スポーツの世界的な発展とパラリンピックの歴史との関連を図3-45にまとめた。

（3）　障がい者スポーツの歴史

　1964（昭和39）年の東京パラリンピックが契機となり，わが国の障がい者スポーツの普及と振興が図られた。海外の選手たちの自由な行動と明るい笑顔が国内の障がい者や支える人たちに衝撃を与え，大きな希望も発芽させた。1965（昭和45）年に財団法人日本障がい者スポーツ協会が設立され，障がい者スポーツの普及と振興を支える組織が誕生した。このことが現在の障がい者スポーツの普及と振興を大きく発展させたといえる。日本の障がい者スポーツの歴史の変遷を図3-46にまとめた。

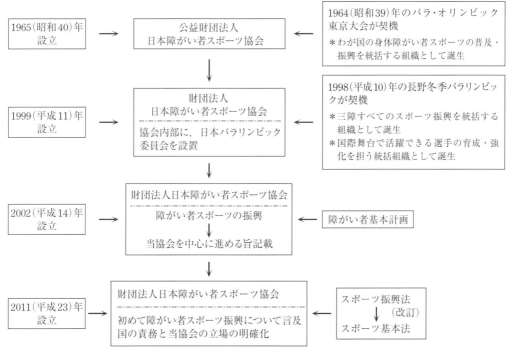

図3-46　日本における障がい者スポーツの振興の流れ（発祥から現在まで）

2　運動支援

　運動の支援のあり方は，運動生理学的なアドバンテージを上手に設定し，プレイヤーとしての自立をうながすものでなければならない。

（1）　障がい者アスリートなどの運動支援

　2019（平成31）年度障がい者のスポーツ参加促進に関する調査研究によると障がいのある人（成人）の週1回以上のスポーツ・レクリエーション実施率は25.3％である。一方，成人一般は53.6％であることから障がいのある人のスポーツ・レクリエーション実施

率が低いと予測できる。このような背景から「平成27年度より一部の都道府県，政令指定都市においてスポーツ関係者と障がい福祉関係者が連携・協働体制を構築し，相互に一体となり障がい者スポーツを推進する事業」を実施している。また，2016(平成28)年度からは，「特別支援学校等を有効に活用し，地域における障がい者スポーツの拠点づくりを推進する事業(Special プロジェクト2020)」を実施している。このような支援により障がい者アスリートの自立を促進させ，障がい者スポーツの普及を図っている。

　障がい者アスリートの支援として文部科学省は，多方面からの専門的で高度な支援を戦略的・包括的に実施するためにハイパフォーマンスサポート事業を実施している。具体的には，2016(平成28)年のリオデジャネイロ・パラリンピック競技大会時にハイパフォーマンスサポートセンターを現地拠点として設置した。さらに，平成27年に文部科学省は，オリンピック競技とパラリンピック競技の強化・研究を行う拠点のあり方について検討する有識者会議を開催し，「ナショナルトレーニングセンターの拡充整備と国立スポーツ科学センターの共同利用化」を提言し，2019年6月に具体化(拡充整備の完成)している。また，2017(平成29)年度からハイパフォーマンスセンター基盤整備を行い，競技用具の機能を向上させる技術等の開発を行っている。このような支援から障がい者アスリートのパラリンピック競技大会などの国際的な活動の普及を促している。

（2）　障がい者の運動支援指導者の育成

　国立障がい者リハビリテーションセンターは，2012(平成24)年度から障がい者ヘルスプロモーション事業に関する研修会を開催している。同センターの行ったアンケートから高血圧，肥満，糖尿病などの生活習慣に関わる障がい者の生活習慣病や二次障がいが明らかになり，運動，栄養，生活バランスの必要性が顕著になった。そのため，研修内容は，①基礎カリキュラム，②健康カリキュラム，③スポーツカリキュラム，④実践カリキュラムから構成されている。障がい者においても心疾患，脳血管疾患(脳卒中など)，糖尿病などの生活習慣病の割合が増加し，要介護の原因になっている。このことから，②健康カリキュラムには障がい者ヘルスプロモーション，③スポーツカリキュラムには健康づくりプログラムの実践が組み込まれている。健康日本21において2013(平成25)年は，若いうちからの生活習慣の見直しを明記し，具体的な目標を設定している。

　(公財)日本障がい者スポーツ協会は，公認障がい者スポーツ指導者育成事業を行っている。障がい者スポーツ指導者について「公益財団法人日本障がい者スポーツ協会及び加盟団体等が，公認障がい者スポーツ指導者制度に基づき資格認定する指導者で，日本国内の障がい者スポーツの普及と発展を目指して，障がい者スポーツの環境を整備するうえで専門的な知識，技術を有する人材の養成，資質向上を目的としています」と述べている。この目的を達成し，障がい者スポーツ支えるために①初級障がい者スポーツ指導員，②中級障がい者スポーツ指導員，③上級障がい者スポーツ指導員，④障がい者スポーツコーチ，⑤障がい者スポーツトレーナー，①障がい者スポーツ医，以上6つの資格を整えている(表3-15)。

表3-15　日本障がい者スポーツ協会の資格と役割

資格名	役　割
①初級障がい者スポーツ指導員	運動やスポーツの楽しさ，基本的な運動の仕方やその意義や価値を伝えるとともに，自身も地域の大会などの行事や指導者組織の事業にも積極的に参加し，地域の障がい者スポーツ振興を支える役割を担う
②中級障がい者スポーツ指導員	地域の障害者スポーツ振興を理解し，障がい者がスポーツすることの意義や価値を関係諸団体と共有しながら連携し，その解決を目指す役割を担う
③上級障がい者スポーツ指導員	障がい者スポーツの振興のリーダーとして県市の課題を理解し，障がい者がスポーツする意義や価値を広く社会にも伝えるとともに，関係諸団体と積極的に連携を図り，その解決に向けた取り組みを行う役割を担う
④障がい者スポーツコーチ	パラリンピックをはじめとする国際大会で活躍する競技者に対して専門的に育成・指導ができる高度な技術を備えた指導を担う
⑤障がい者スポーツ医	障がい者のスポーツ・レクリエーション活動に必要な医学的管理や指導などの医学的支援を担う
⑥障がい者スポーツトレーナー	スポーツトレーナーとして質の高い知識・技能を有し，かつ障がいに関する専門知識を有し，アスレティックリハビリテーション及びトレーニング，コンディショニングなどにあたる役割を担う

　スポーツ指導員の資格取得者(2020/3/31現在)は，①初級障がい者スポーツ指導員；22,035人，②中級障がい者スポーツ指導員；4,095人，③上級障がい者スポーツ指導員；862人，④障がい者スポーツコーチ；182人，⑤障がい者スポーツ医；567人，⑥障がい者スポーツトレーナー；207人である。

　障がい者スポーツ指導者に関する調査(日本障がい者スポーツ協会：2011年)は，課題として「実際に活動できる障がい者スポーツ指導員が不足している」ことをあげている。指導者不足を解消するための方策として健康運動指導士・健康運動実践指導者(健康づくり事業財団)，公認スポーツ指導者(日本スポーツ協会)，総合型地域スポーツクラブ関係者など，諸団体の指導者との連携の必要性をあげている。不足する指導者の確保策として有効に機能する仕組みづくりが急務である。

Column 🐸 　障がい者のための水泳教室

　障がい者のエンパワメント向上を目的とする地域への還元事業として，大学と障がい者スポーツ協会水泳連盟とが連携して障がい者水泳教室が温水プールで行われている。

　障がい者水泳指導員(日本身体障がい者連盟)，JSCA知的障がい者水泳研修会受講者(一般社団法人日本スイミングクラブ協会)，公認初級障がい者スポーツ指導員(公益財団法人日本障がい者スポーツ協会)などの水泳熟練者が指導にあたっている。

　水泳教室の参加者は中学生以上が対象であり，介助を要する者には参加者1名につき1名の介助者を認めている。

　2003(平成15)年から18年間で計90回開催され，延べ人数2,256人(身体的障がい児者652人，知的障がい児者1,446人，視覚障がい児者158人)を受け入れた。大会出場指向となる参加者が増加したが，競技会出場によるルール・マナーの指導等の「社会性の向上」に関する指導の要望も増加した。

継続的な開催の背景として岡山県の障がい者スポーツ協会のホームページにおける募集の情報公開と参加者数などの把握，個々のニーズに応じた指導プログラミングの段階的・系統的な指導，参加者が快適に活動できる環境づくりがあげられる。3つの組織が協働し，役割を分担し，参加者の情報を共有することが継続する要因であろう。教室の開催は，障がい児・者の社会支援・社会参加の均等な機会を提供するものである。

（3）　日常生活における自立支援

2010（平成22）年に改正された障がい者自立支援法（厚労省）は，障がい者の福祉サービスを一元化することが改革のねらいであり，障がい者の地域生活と就労を進め，自立を支援する観点から一元化への改正を行っている。障がい者の地域生活と就労を進めることで日常生活を安定化させる施作である。「すこやか生活習慣国民運動」は，運動・食事・禁煙に焦点を当て，産業界による取り組みの促進を推進した（平成20年度からスタート）。平成22年度からは，「スマート・ライフ・プロジェクト」として企業との連携を通じた生活習慣病予防対策を図っている。

さらに，2013（平成25）年から障がい者自立支援法は，「障がい者の日常生活及び社会生活を総合的に支援するための法律（障がい者総合支援法）」となり，障がい者の範囲に難病などが追加され，支援が拡充した。障がい者総合支援法により対象が広がり，かつ，明確に示された。発達障がい者が同法の障がい者の範囲に含まれることと明確に規定された。

3　災害と運動支援

（1）　災害時の運動支援

災害時に高齢者や障がい者に生活不活発病が出現する。生活不活発病は，廃用性症候群である。廃用性症候群は，「病気やけがで安静にすることでからだを動かす時間・強さが減り，からだや精神に様々な不都合な変化が起こった状態」と定義される。災害時に発現する生活不活発病は，身体的な要素に留まらず，精神的な要素にまでその影響が及ぶところに特徴がある。そのため身体の機能的な回復が図られても，災害後の日常生活に影響が及ぶとされている。

大川は，2017年に新潟県中越地震（2004年），東日本大震災（2011年），九州北部豪雨（2012年），熊本地震（2016年）における生活不活発病の発現を報告した。新潟県中越地震の6か月後の生活機能調査を避難勧告地域の65歳以上の高齢者に行ったところ，非要介護認定者1,626人の30.5％に地震後歩行困難などの生活機能低下が出現し，さらに6か月後の調査で約10％が回復していなかったことを報告した。同様の傾向が東日本大震災後の南三陸町での調査で明らかになった。このような事実から災害発生直後からの生活不活発病予防対策の必要性がクローズアップされている。予防・改善対策は，「生活の活発化」であり，避難生活時の「何もすることがない」から活動への参加を主軸に据えたい。

「体操や筋力トレーニングが基本だと考えがちであるが，これらは，運動密度は高くても短時間にとどまるので1日の活動の総量を上げるのには十分とはいえず，効果は薄い」という考え方に立ち，1日を通した社会参加を身体活動という生活活動に広げ，心身機能の補助増進につなげようとするものである。

（2） 災害時の健康管理とその支援

災害時の避難生活を余儀なくされた場合，急性のストレス反応が生じる。心拍数の増大など身体面の反応，苛立ちや怒り，恐れなどの感情面の反応，やる気の減退など行動面，そして無力感や絶望感などの認知面の反応が急性ストレスとして現れる。このような具体的な急性ストレスが蔓延すると慢性ストレスに移行し，睡眠障がいなどから健康不安に陥る。一方，慢性ストレスは，身体的ストレスから精神的ストレスに結びついてしまう（図3-47）。災害時の健康は，これらのストレスの回避法とコーピング（ストレスへの対処法）などの支援が機能し，維持される。

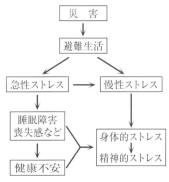

図3-47　災害時における急性ストレスと慢性ストレスの関連性

日本赤十字社は，「災害時の心のケア」を示し，日本の文化や習慣に合わせた独自の心のケアプログラムを推進している。その中で特別な配慮を要する人々へのケアの対象として「子ども」，「高齢者」，「特にケアを要する人」をあげている。ここでは，特にケアを要する人について紹介する。対象となるのは，身体や精神に障がいのある人，慢性疾患や持病をもっている人，小さな子どもを抱えている人，配偶者をなくした人，社会・経済的に不利な立場にある人である。その対処法として既存の医療サービスと連携することと社会的サービスの専門家と連携することをあげている。災害時には，支援を受ける側も支援する側にも，PTSD（Post Traumatic Stress Disorder：心的外傷後ストレス障がい）が発生する可能性が高い。そのため，支援する側への配慮を欠くことがない対策が必要である。

（3） 災害時の障がい児（者）への支援

阪神・淡路大震災の時の障がい児の実態調査に基づき作成された「障がいのある子どもへの災害時対応の手引き」を引用し，災害時の障がい児（者）への支援の主な例を表3-16にまとめた。

身体面の問題への対応として次のような状況になることを理解し，その対処法を災害後できるだけ早期に保護者と共有することが望ましい。

災害時地域精神保健医療活動のガイドライン（国立精神・神経医療研究センター）に示された「災害時の障がい児への対応のための手続き」（表3-16）に記された問題行動などへの対応は，一般的な例であるが，この対応をきっかけとして専門家（公認心理師，

表3-16　身体面の問題，心理・行動面の問題等への主な対応

状　況	対　応
身体面	
①頻発症状（嘔吐，発熱，けいれん）	早めに医療機関を受診する
②食欲低下	食べられる物を少量ずつ，頻回に，水分不足も注意する。
③体重減少・増加	体重の10％以上の減少なら医療機関に相談，知的障がい児や自閉症児で体重増加傾向がある。（食事・間食を一緒にとる），（からだを動かす工夫）
④排泄の失敗・夜尿	本人が安心できるトイレを探しておく
⑤運動技能低下による外傷の増加	日常のちょっとした動作や運動で，転びやすくなっていることを自覚させ軽い運動を促す
心理・行動面	
①生活リズムの乱れ	周囲の人に説明し，避難生活の日課を決める
②依頼行動の増加	子どもが一人でやるように促していく
③落ち着きがない	安心感を保障する言葉がけをする（言葉で伝えられるとき）手をつなぐなどからだで感じられるようにする。（言葉で伝えられないとき）
④パニック	無理に抑えられようとすると逆効果になる。対応は，③と同様に安心感をつくるようにする
⑤奇声・独り言	周囲の人の理解を得るようにする。無理に抑えようとすると逆効果になる。声を出しても良い場所と出さない場所を区別させる
⑥こだわり増強	③と対応は同じ

臨床心理士など）のアドバイスを参考にすることを推奨する。

　健康日本21が示すように，障がいをもつ人も，そうでない人も，健康づくりの意義は同じである。しかし，障がいをもつ人の健康づくりには，深い知識と配慮が必要である。障がいをもつ人の障がいよりも，人の理解こそが運動指導・支援する側に求められる。同時に，障がいをもつ人にとって，災害は非日常となる。支援する側と支援を受ける側の相互のコミュニケーションが災害時のストレスの軽減となる。

確 認 問 題

1　パラリンピックと障がい者の健康づくりに関する記述である。正しいのはどれか，1つ選べ。
- (1)　第1回パラリンピックは，1998年のソウルオリンピックと同年に開催された。
- (2)　個々人に対するスポーツの意義や効果には，障がいの有無が関係する。
- (3)　1999年の日本パラリンピック委員会の設置により障がい者スポーツの普及と振興が大きく発展した。
- (4)　WHOが提唱した健康寿命の定義から運動のもつ価値を引き出すと「介護状態にならないこと」と捉えることができる。

正解　(4)
- (1)　×　第1回パラリンピック(ストーク・マンデヴィル大会)は，1960年のローマオリンピックに合わせて開催された。
- (2)　×　障がい者スポーツ指導教本初級・中級によると個々人に対するスポーツの意義や効果は，障がいの有無に関係なく同様のものがある。
- (3)　×　1965年の公益財団法人日本障がい者スポーツ協会の設置により，障がい者スポーツの普及・振興が大きく発展した。
- (4)　○　WHOは，健康寿命を「平均寿命から寝たきりや認知症など介護状態の期間を差し引いた期間」とWHOは定義づけている。体を動かすことは，健康を保持増進し，介護予防に繋がる。

2　障がい者自立支援法と災害時の支援に関する記述である。次のうち正しいのはどれか，1つ選べ。
- (1)　(公益)日本障がい者スポーツ協会は，障がい者スポーツの環境を整備する上で5つの資格を設けている。
- (2)　障がい者自立支援法は，平成25年から障がい者総合支援法をとり，障がい者の範囲に難病等が追加された。
- (3)　災害時の避難生活を余儀なくされた場合，初めに生じるのは心拍数の増大などの慢性ストレスである。
- (4)　災害時のPTSD(心的外傷後ストレス障害)は，支援する側だけに生じる。

正解　(2)
- (1)　×　初級障がい者スポーツ指導者，中級障がい者スポーツ指導者，上級障がい者スポーツ指導者，障がい者スポーツコーチ，障がい者スポーツトレーナー，障害者スポーツ医，以上6つの資格がある。
- (2)　○　平成25年に障がい者自立支援法が，平成25年から障がい者総合支援法となり対象が広がり，難病者等が追加された。
- (3)　×　災害時初めに発生するのは急性ストレスである。
- (4)　×　PTSDは，支援する側と支援を受ける側の両方で発生する。

参 考 文 献

<3章>

SECTION 1

ACSM：「ACSM's Guidelines for Exercise Testing and Prescription 第10版」Qolters Kluwer (2018)

日本体力医学会体力科学編集委員会：「運動処方の指針　運動負荷試験と運動プログラム　原書第8版」南江堂 (2011)

岸恭一，上田伸男，塚原丘美編：「栄養科学シリーズ NEXT　運動生理学　人体の構造と機能　第2版」講談社サイエンティフィック (2011)

健康・体力づくり事業財団：「健康運動指導士養成講習会テキスト」(2015)

厚生労働省：「健康づくりのための身体活動基準 2013」(2013)

日本体育協会：「スポーツ医学研修ハンドブック　基礎科目　応用科目　第2版」文光堂 (2011)

SECTION 2

心血管疾患におけるリハビリテーションに関するガイドライン (2012年改訂版)

　　https://www.j-circ.or.jp/old/guideline/pdf/JCS2012_nohara_h.pdf　200720 access

宮地元彦：「エビデンスと実践事例から学ぶ運動指導」中央法規出版 (2011)

宮地元彦ら：「健康運動指導士基礎講座テキストⅡ」健康・体力づくり事業財団

「医師・コメディカルのためのメディカルフィットネス」日本体力医学会　社会保険研究所 (2019)

鈴木政登：「健康寿命延伸に寄与する体力科学」医歯薬出版 (2020)

松本千明：「健康行動理論の基礎　生活習慣病を中心に」医歯薬出版 (2014)

SECTION 3

日本老年医学会 (編)：「健康長寿診療ハンドブック」メジカルビュー社 (2019)

荒井秀典 (編)：「フレイル診療ガイド 2018年版」ライフ・サイエンス (2018)

上岡洋晴，武藤芳照：転倒予防のための運動処方の基本，老年医学：53(8)：799-804(2015)

山田実：「サルコペニア診療ガイドライン 2017」を踏まえての高齢者診療，日本老年医学会雑誌：56(3) 217-226(2019)

厚生労働省ホームページ，高齢者の特性を踏まえた保健事業ガイドライン，

　　https://www.mhlw.go.jp/file/05-Shingikai-12401000-Hokenkyoku-Soumuka/0000205007.pdf

厚生労働省ホームページ，後期高齢者の質問票の解説と留意事項，

　　https://www.mhlw.go.jp/content/12401000/000557576.pdf

SECTION 4

Kumagai H, *et al.*, ESR1 rs2234693 polymorphism is associated with muscle injury and muscle stiffness：*Med Sci Sports Exerc*/51：19-26(2019).

Hales CN, *et al.*, Fetal and infant growth and impaired glucose tolerance at age 64 / *BMJ* / 26：303(6809), 1019-22 (1991).

日本スポーツ振興センター・国立スポーツ科学センター：Health Management for Female Athletes Ver.2, (2016)

日本スポーツ振興センター・国立スポーツ科学センター，女性アスリートのためのコンディショニングブック (2013)

Yoshimura N, *et al.*, Prevalence of knee osteoarthritis, lumbar spondylosis, and osteoporosis in Japanese men and women: the research on osteoarthritis/osteoporosis against disability study / *J Bone Miner Metab*/27：628(2009).

目崎登：「スポーツ医学入門」文光堂 (2009)

SECTION 5

九州大学健康科学センター編集：「健康と運動の科学」大修館書店（1993）

Martinsen, E. W. Benefits of exercise for the treatment of depression / *Sports Medicine* / 9 : 380-389（1990）.

Morgan, W. P. Affective beneficence of vigorous physical activity / *Med Sci Sports Exre* / 17 : 94-100（1985）.

梶山知修，木村一彦，田島誠：「快適自己ペース走が陸上長距離選手に及ぼす心理的効果」，岡山体育学研究 15，19-25（2008）

日本スポーツ心理学会編集：「スポーツメンタルトレーニング教本 三訂版」大修館書店（2016）

日本体育学会監修：「最新スポーツ科学事典」，平凡社（2006）

猪俣公宏：「選手とコーチのためのメンタルマネジメント・マニュアル」大修館書店（1997）

SECTION 6

日野原重明：「健診・人間ドックハンドブック　第6版」中外医学（2016）

田中喜代次，阿久津智美：「これからのヘルスプロモーション～超高齢社会に向けて～」，筑波大学体育科学 系紀要31，43-52（2008）

厚生労働省：健康日本21（総論）https://www.mhlw.go.jp/www1/topics/kenko21_11/s0.html

五十嵐中, 佐條麻里：「「医療統計」わかりません!!」東京図書（2013）

福原俊一：「臨床研究の道標　第2版」健康医療評価研究機構（2017）

安藤 雄一他：「公衆衛生がみえる　2020-2021」メディックメディア（2020）

Yoda T, Katsuyama H. Analysis of antibody-negative medical students after hepatitis B vaccination in Japan / *Hum Vaccin Immunother* / 16 : 1-5（2020）.

SECTION 7

（財）日本障がい者スポーツ協会編：「障がい者スポーツ指導教本初級・中級」（株）ぎょうせい東京（2011）

障がい者白書，https://www8.cao.go.jp/shougai/whitepaper/r02hakusho/gaiyou/pdf/r02gaiyou.pdf

障がい者自立支援法，https://www.mhlw.go.jp/topics/2005/02/tp0214-1a.html

中央防災会議地方都市等のおける地震防災のあり方に関する専門調査会，地方都市等のおける地震防災のあり方に関する専門調査会報告

大川弥生：災害時に多発する「生活不活発病」：その予防と回復における内科医の役割，日内会誌，106：857-864（2017）

宮本信也：「障がいのある子どもへの災害時対応の手引き（2004）」 http://www.jpeds.or.jp/modules/activity/index.php?content-id=105

あ と が き

　本書は，健康運動指導士や管理栄養士の資格取得を目指して学んでいる学生を想定し，現在，実際に運動指導や栄養指導を行っている大学教員等による著作である。

　内容は，いわゆる「How-to もの」ではなく，生理学の基礎知識を中心に，解りやすく，なおかつ，図表やイラストなどを多く用いて著述されたものである。そして，理解度を確認するために，練習問題を取り入れている。

　昨今は生活習慣の良し悪しが，健康や寿命に関係するとの報告が多々ある。生活習慣とは，運動，食事，喫煙，飲酒，休養，睡眠および適正体重の維持などである。生活習慣病には，悪性新生物(がん)，心臓病および肥満などが含まれる。生活習慣の改善により，その疾患になりにくいことが示されている。

　特に生活習慣のなかでは，「運動」と「食事」が重要であり，そのうちのどちらかが良くても，健康の維持増進を図ることはできない。

　自転車に例えると，車輪の大きさが，どちらかが大きくても，うまく走ることはできない。両輪が等しく作製されていれば，よく走ることができることは解ると思う(右図)。

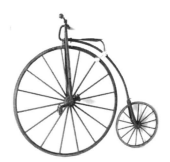

両輪(運動と食事)が異なる
サイズの自転車

　また両者の関係を自動車に例えることもある。どんなに立派につくられた自動車でも，それを動かす(運動)には，ガソリンというエネルギー源(糖質，たんぱく質，脂質などの熱量素)やエンジンを円滑に作動させるための潤滑油(ビタミン，ミネラルなどの調整素)がないと，うまく走ることはできない。

　それゆえ，本書では，運動生理学だけでなく，栄養生理学に関する内容をも入れた。運動生理学，栄養生理学ともに，生理学から派生された応用生理学であるが，その基礎となる生理学を理解することは非常に重要なことである。

エビデンスをもとに，実践する

　先に挙げた生活習慣病の予防のためには，実践することが重要である。本書にて学んだ方は，自らが実践することで，指導の立場になったときにも，指導対象者に対して，指導者として信頼されるものと思われる。

　身体運動を実施・継続させるための指導者の注意・配慮点につき記述する。基礎知識を学び，行動に移されることを望んでいる。

目的を定める　運動を何のために行うかによって運動の内容が異なってくる。どういう効果を期待するのか目的を明確にすることが大切である。

　意識をもつ（もたせる）　目的をつねに自覚（意識）させ，積極的に取り組むように配慮することが必要である。

　安全性に留意する　運動遂行時の誤りは障がいを生じる。安全に行うように注意する。

　漸進性に注意する　運動負荷は無理をせずに軽い負荷から行うことにより体力が向上するが，いつまでも同一の負荷で実施すると，その負荷は向上した体力のもとでは相対的により軽いものとなる。それゆえ，一日のトレーニングでも，長期間のトレーニングにおいても少しずつ（漸進）負荷を高めることが大切である。運動処方がパーセントで表示されるのはこのためである。

　可逆性に配慮する　運動継続によって得られた体力は，中断すると速やかに体力の低下を示し，元の状態に戻る。

　反復性・継続性を考える　運動の効果は一定の頻度で繰り返し（反復），続ける（継続）ことにより期待できる。

　過負荷（オーバーロード）に注意をする　現在有する体力以上の運動を負荷する（過負荷）ことによって生理機能が刺激を受け，効果を生じることができる。しかし，その負荷が強すぎるときは，障害を起こすので適切な負荷が必要となる。

　個別性に理解を　個人の体力・技術などは千差万別であり，負荷条件は個別に定める必要がある。体力水準の異なる人同士の運動は両者に弊がいを生じる。

　全面性を常に考える　ある運動能力を高めようとする場合においても，偏ることなく全体的に体力が高まるように配慮する必要がある。

　運動配列・段階性をチェックする　運動は小筋群が疲労してから大筋群の運動を行うと障害を生じやすいので注意する。また，弱い負荷から強い負荷へと組み立てていく。
　なお，食事についても，正しい食品選択，組み合わせ，および食生活を行うことが重要である。

　以上のことを留意し，実際に指導することが大切である。
　数年後，資格を取得し，目指す職種に就かれたときに，学生時代に学んだ本書を再び開き，仕事に生かしていただければ幸いである。

2021年3月

編者　上田伸男

索　引

健康づくりの新・運動生理学

初　　版　　2021年 3 月30日
初版 2 刷　　2023年 3 月30日

著　者ⓒ　　上田　伸男

　　　　　　矢野　博巳

発行者　　　森田　富子
発行所　　　株式会社 アイ・ケイ コーポレーション
　　　　　　東京都葛飾区西新小岩 4 - 37 - 16
　　　　　　メゾンドール I&K ／〒 124 - 0025
　　　　　　　Tel 03 - 5654 - 3722（営業）
　　　　　　　Fax 03 - 5654 - 3720

表紙デザイン　㈱エナグ　渡部晶子
組版　㈲ぷりんてぃあ第二／印刷所　㈱エーヴィスシステムズ

ISBN978 - 4 - 87492 - 374 - 0　C3047